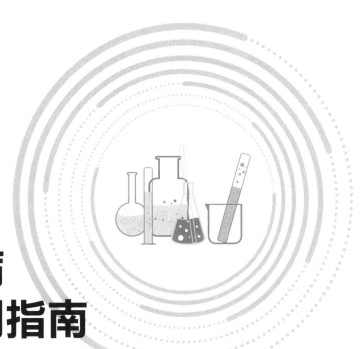

性传播疾病
实验室检测指南

中国疾病预防控制中心性病控制中心
中国医学科学院皮肤病研究所 | 组织编写

尹跃平　主编

U0300867

人民卫生出版社

图书在版编目（CIP）数据

性传播疾病实验室检测指南 / 中国疾病预防控制中心性病控制中心（中国医学科学院皮肤病研究所）组织编写 . —北京：人民卫生出版社，2019

ISBN 978-7-117-29025-8

Ⅰ. ①性… Ⅱ. ①中… Ⅲ. ①性病－实验室诊断－指南 Ⅳ. ①R759.04-62

中国版本图书馆 CIP 数据核字（2019）第 231004 号

| 人卫智网 | www.ipmph.com | 医学教育、学术、考试、健康，购书智慧智能综合服务平台 |
| 人卫官网 | www.pmph.com | 人卫官方资讯发布平台 |

性传播疾病实验室检测指南

组织编写：中国疾病预防控制中心性病控制中心
　　　　　中国医学科学院皮肤病研究所
出版发行：人民卫生出版社（中继线 010-59780011）
地　　址：北京市朝阳区潘家园南里 19 号
邮　　编：100021
E - mail：pmph @ pmph.com
购书热线：010-59787592　010-59787584　010-65264830
印　　刷：河北新华第一印刷有限责任公司
经　　销：新华书店
开　　本：787 × 1092　1/16　**印张**：8
字　　数：195 千字
版　　次：2019 年 11 月第 1 版　2023 年 7 月第 1 版第 3 次印刷
标准书号：ISBN 978-7-117-29025-8
定　　价：30.00 元

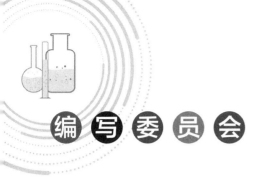

编写委员会

主　　编　尹跃平
副主编　郑和平　顾伟鸣　陈绍椿

主　　审　陈祥生　王千秋
编　　者　(按姓氏笔画排序)

丰　亮(江西省南昌市第三医院)

王　峰(深圳市慢性病防治中心)

王千秋(中国疾病预防控制中心性病控制中心/中国医学科学院皮肤病研究所)

王红春(中国疾病预防控制中心性病控制中心/中国医学科学院皮肤病研究所)

尹跃平(中国疾病预防控制中心性病控制中心/中国医学科学院皮肤病研究所)

田随安(河南省疾病预防控制中心)

朱邦勇(广西壮族自治区皮肤病防治研究所)

朱参胜(陕西省皮肤性病防治所)

李富容(山东省皮肤病性病防治研究所/山东省皮肤病医院)

杨　莉(云南省疾病预防控制中心)

宋　潇(黑龙江省疾病预防控制中心)

陈绍椿(中国疾病预防控制中心性病控制中心/中国医学科学院皮肤病研究所)

陈祥生(中国疾病预防控制中心性病控制中心/中国医学科学院皮肤病研究所)

郑和平(广东省皮肤病性病防治中心/南方医科大学皮肤病医院)

郑钟洁(天津市疾病预防控制中心)

胡丽华(浙江省皮肤病防治研究所)

钟　娜(海南省皮肤性病防治中心)

钟铭英(中国疾病预防控制中心性病控制中心/中国医学科学院皮肤病研究所)

施美琴(中国疾病预防控制中心性病控制中心/中国医学科学院皮肤病研究所)

顾伟鸣(上海市皮肤病医院)

徐文绮(中国疾病预防控制中心性病控制中心/中国医学科学院皮肤病研究所)

曹文苓(广州市皮肤病防治所)

龚向东(中国疾病预防控制中心性病控制中心/中国医学科学院皮肤病研究所)

韩　燕(中国疾病预防控制中心性病控制中心/中国医学科学院皮肤病研究所)

傅更锋(江苏省疾病预防控制中心)

雍　刚(四川省人民医院)

戴秀芹(中国疾病预防控制中心性病控制中心/中国医学科学院皮肤病研究所)

魏万惠(中国疾病预防控制中心性病控制中心/中国医学科学院皮肤病研究所)

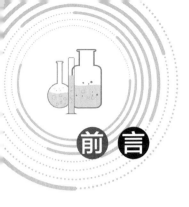

前言

性传播疾病(简称"性病")已成为全球重要的公共卫生问题,也是我国重点防控的传染性疾病。性病不仅会对个人的身心健康造成严重的危害,引起包括泌尿生殖系统在内的各系统的并发症和后遗症,还可以通过促进艾滋病感染和传播,导致艾滋病的流行,对公共卫生产生重大的影响。因此,加强性病防治不仅有利于促进我国人民的身心健康,而且将有助于我国艾滋病的有效预防和控制。

性病实验室检测是性病防治策略与措施的重要组成部分,不仅能够为性病诊断和疗效评估等临床服务提供重要的支持,而且也是开展性病流行病学监测、评估防治效果和开展科学研究等的有效手段。为了更好地指导实验室检测在性病防治工作中发挥作用,中国疾病预防控制中心性病控制中心组织全国性病防治相关领域的专家,依据最新发布的《梅毒诊断》(WS 273—2018)、《淋病诊断》(WS 268—2019)、《生殖道沙眼衣原体感染诊断》(WS/T 513—2016)等中华人民共和国卫生行业标准,结合我国性病及性传播相关疾病的实验室检测现状和需求,编写了《性传播疾病实验室检测指南》,希望本指南能够为提高各级疾病预防控制及临床医疗服务机构的性病实验室检测能力、规范性病实验室检测方法发挥指引作用。

本指南针对性传播疾病实验室检测方法的原理、检测流程及策略、方法评价等进行了系统的介绍,并对实验室检测结果在性病诊疗中的应用意义等进行了解释。本指南适用各级各类从事性病及性传播相关疾病防治工作的实验室检测、临床服务、疫情管理等人员。随着医学科学和相关学科的不断发展,不仅现有的性病实验室检测方法会不断更新,新的检测技术亦逐渐在性病检测中得到应用。因此,鉴于出版周期的原因,部分最新的检测方法未能纳入本指南。虽然我们尽量避免出现内容及编排等方面的问题和错误,但疏漏在所难免,恳请各位专家及同道在使用本指南的过程中如发现任何问题和错误,及时向我们指出。同时,也敬请各位就本指南的内容提供宝贵意见和建议,以便日臻完善。

本指南在编写过程中,得到了全国部分性病及性传播相关疾病防治及实验室检测专家的大力支持,并得到了中国医学科学院医学与健康科技创新工程(2016-I2M-3-021)、"艾滋病和病毒性肝炎等重大传染病防治"科技重大专项(2018ZX10101001-004-003)的资助,特致诚挚的谢意。

中国疾病预防控制中心性病控制中心
中国医学科学院皮肤病研究所
二〇一九年八月

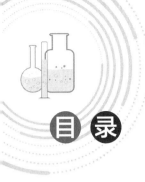

目 录

第一章 梅毒 ·· 1

第一节 病原学检测 ····································· 1
　一、暗视野显微镜检查 ······························· 1
　二、镀银染色显微镜检查 ····························· 2
　三、核酸检测 ····································· 3
第二节 非梅毒螺旋体血清学试验 ······················· 3
　一、快速血浆反应素环状卡片试验（RPR） ················ 3
　二、甲苯胺红不加热血清试验（TRUST） ················· 5
　三、性病研究实验室玻片试验（VDRL） ················· 5
第三节 梅毒螺旋体血清学试验 ························· 6
　一、梅毒螺旋体颗粒凝集试验（TPPA） ················· 6
　二、化学发光免疫试验（CLIA） ····················· 8
　三、酶联免疫吸附试验（ELISA） ····················· 8
　四、免疫层析试验（ICT） ························· 9
　五、荧光螺旋体抗体吸收试验（FTA-ABS） ·············· 10
　六、免疫印迹试验（WB） ························· 11
第四节 脑脊液检测 ································· 11
　一、性病研究实验室玻片试验（VDRL） ················ 12
　二、白细胞计数 ································· 12
　三、蛋白检测 ··································· 12
第五节 方法评价 ··································· 12
第六节 检测策略 ··································· 13

第二章 淋病 ·· 16

第一节 显微镜检查 ································· 16
第二节 培养法 ····································· 17
　一、淋球菌的分离培养 ····························· 17
　二、淋球菌的初步鉴定:氧化酶试验 ··················· 18
　三、淋球菌的确认鉴定:糖发酵试验 ··················· 19
　四、淋球菌的确认鉴定:组合鉴定系统 ················· 20
　五、淋球菌的确认鉴定:基质辅助激光解吸电离飞行时间质谱（MALDI-TOF MS） ·········· 21

第三节　核酸检测 ·· 21

第四节　方法评价 ·· 22

第五节　检测策略 ·· 22

第六节　抗菌药物敏感性检测 ·· 22

一、纸片扩散法 ·· 23

二、琼脂稀释法 ·· 25

三、梯度扩散法（E-test） ·· 27

四、微量肉汤稀释法 ·· 28

五、产青霉素酶的淋球菌的检测 ·· 29

第三章　生殖道沙眼衣原体感染 ·· 32

第一节　核酸检测 ·· 32

第二节　细胞培养法 ·· 34

第三节　抗原检测法 ·· 36

一、免疫层析法 ·· 36

二、直接免疫荧光法 ·· 37

第四节　方法评价 ·· 38

第五节　检测策略 ·· 39

第四章　生殖器疱疹 ·· 40

第一节　病原学检测 ·· 40

一、细胞培养法 ·· 40

二、抗原检测法 ·· 41

三、ELISA ·· 42

四、核酸检测 ·· 43

第二节　血清学检测 ·· 44

第三节　方法评价 ·· 45

第四节　检测策略 ·· 45

第五章　尖锐湿疣 ·· 46

第一节　核酸检测 ·· 46

一、实时荧光 PCR ·· 46

二、反向斑点杂交法 ·· 47

第二节　病理学检查 ·· 48

第三节　方法评价 ·· 50

第四节　检测策略 ·· 50

第六章　人类免疫缺陷病毒感染 ···················· 51

第一节　血清学检测 ······························· 51
一、HIV 抗体筛查试验 ····························· 51
二、HIV 抗体确证试验 ····························· 53
第二节　病原学检测 ······························· 54
一、HIV-1 核酸定性检测 ··························· 54
二、HIV-1 核酸定量检测 ··························· 55
三、HIV-1 病毒分离试验 ··························· 56
第三节　方法学评价 ······························· 56
一、血清学检测 ································· 56
二、病原学检测 ································· 57
第四节　检测策略 ································· 57
一、使用抗体检测试剂的检测流程 ····················· 57
二、使用抗原抗体筛查检测试剂的检测流程 ················· 57

第七章　生殖道支原体感染 ························· 59

第一节　核酸检测 ································· 59
第二节　分离培养 ································· 60
第三节　方法评价及检测策略 ························ 62

第八章　性病性淋巴肉芽肿 ························· 63

第一节　血清学检测 ······························· 63
第二节　病原体检测 ······························· 64
一、核酸检测 ·································· 64
二、基因测序分型法 ······························· 64
三、细胞培养法 ································· 65
第三节　方法评价 ································· 66
第四节　检测策略 ································· 66

第九章　软下疳 ································· 67

第一节　显微镜检查 ······························· 67
第二节　分离培养及鉴定 ··························· 68
一、杜克雷嗜血杆菌的分离培养 ······················· 68
二、杜克雷嗜血杆菌的鉴定 ··························· 69

第三节　方法评价 ··· 71
第四节　检测策略 ··· 72

第十章　阴道滴虫病 ·· 73

第一节　显微镜检查 ··· 73
　一、湿片法 ··· 73
　二、染色法 ··· 74
第二节　培养法 ··· 75
第三节　核酸检测 ··· 75
第四节　方法评价 ··· 76
第五节　检测策略 ··· 77

第十一章　生殖道念珠菌病 ··· 78

第一节　病原学检测 ··· 78
　一、显微镜检法 ··· 78
　二、培养鉴定法 ··· 80
第二节　药物敏感性测定 ··· 81
第三节　方法评价及检测策略 ··· 85

第十二章　细菌性阴道病 ·· 86

第一节　pH 值测定 ··· 86
第二节　胺试验（嗅试验） ·· 86
第三节　线索细胞检查 ··· 87
　一、湿片法 ··· 87
　二、阴道菌群革兰氏染色法 ··· 88
第四节　方法评价 ··· 88
第五节　检测策略 ··· 89

第十三章　阴虱病 ··· 90

第一节　显微镜检查 ··· 90
第二节　检测策略 ··· 91

第十四章　质量管理 ·· 92

第一节　质量保证 ··· 92

第二节　质量控制 ……………………………………………………… 93
　　一、室内质量控制 ……………………………………………… 93
　　二、室间质量评价 ……………………………………………… 100

第十五章　性病检测实验室生物安全 …………………………… 103

　　一、概述 ………………………………………………………… 103
　　二、主要性病病原体的生物安全风险评估 …………………… 103
　　三、性病检测实验室的生物安全防护 ………………………… 105
　　四、废弃物处理原则 …………………………………………… 106
　　五、职业暴露的处理 …………………………………………… 106

附录 ……………………………………………………………… 107

　　附录一　常用试剂的配制方法 ………………………………… 107
　　附录二　性传播病原体分类名录 ……………………………… 114

缩略词表 ………………………………………………………… 115

参考文献 ………………………………………………………… 117

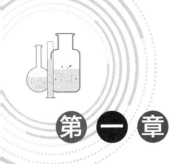

第一章

梅毒

梅毒是由梅毒螺旋体（*Treponema pallidum*，TP）感染引起的性传播疾病，据世界卫生组织（World Health Organization，WHO）估计，2016年全球梅毒患病人数为1 990万，且每年新发病例达630万以上。梅毒亦是我国21世纪发病率增长最快的传染病之一，2000—2017年期间，梅毒的报告发病率年均增长11.1%，2018年梅毒的报告发病数为494 867例，位居法定报告甲、乙类传染病的第3位。本病临床表现复杂，可侵犯人体多个器官，产生多种症状和体征；亦可无症状而呈潜伏状态。梅毒主要通过性接触传播，或通过母婴传播发生胎传梅毒。

梅毒螺旋体属螺旋体目，螺旋体科，密螺旋体属，苍白密螺旋体苍白亚种，亦称之为苍白螺旋体。其菌体长6~20μm，宽0.1~0.2μm，含有6~12个致密而规则的螺旋，在人工培养基上很难生长。

梅毒的实验室检测方法主要有病原学检测和血清学检测，其中血清学检测的方法包括非梅毒螺旋体血清学试验和梅毒螺旋体血清学试验两类抗体检测方法。

第一节　病原学检测

病原学检测的方法主要包括暗视野显微镜检查、镀银染色及核酸检测。

一、暗视野显微镜检查

1. 检测原理　在暗视野显微镜下，光线从暗视野聚光器的边缘折射到临床标本涂片中的梅毒螺旋体，可见折光性的纤细螺旋状菌体，有旋转式、蛇行式和伸缩式3种运动方式。根据其特征性形态和运动方式进行判断。

2. 检测准备　暗视野显微镜、钝口刮器、载玻片、盖玻片、1ml注射器具、无菌生理盐水等。

3. 标本采集

（1）皮肤黏膜组织液：首先在载玻片（厚度为1.0~1.2mm）上滴加50~100μl无菌生理盐水备用，然后用棉拭子蘸取无菌生理盐水轻轻擦去皮损上的污物。如皮损上有痂皮，可用钝口刮器小心除去。挤压皮损周边至组织液渗出，再用钝口刮器轻轻地刮取组织液数次（避免出血），将组织液与载玻片上的生理盐水混匀，加盖玻片放置于暗视野显微镜下检查。

（2）淋巴液：消毒淋巴结表面皮肤，用无菌干棉球擦干。用1ml注射器配12号针头，吸取无菌生理盐水0.25~0.5ml，以无菌操作穿刺淋巴结并注入盐水，再吸入注射器内，反复2~3次后，取少量淋巴液于载玻片上，加盖玻片，置暗视野显微镜下检查。

4. 检测流程

（1）镜检：将标本玻片置载物台上，在聚光器上滴加镜油，调节暗视野聚光器至载玻片上光斑最亮位置，寻找有特征形态和运动方式的螺旋体。

（2）结果判读：暗视野显微镜下见到有特征性形态和运动方式的螺旋体即为梅毒螺旋体。

5. 结果报告

（1）可见梅毒螺旋体。

（2）未见梅毒螺旋体。

6. 临床意义

（1）检查见到梅毒螺旋体，结合临床表现，有确诊梅毒的价值。同时应开展非特异性抗体检测，以便疗效随访。

（2）如未见到梅毒螺旋体，仍不能排除梅毒诊断，其可能原因有：

1）螺旋体数量不足（一般单次暗视野显微镜检查螺旋体的检出率低于50%）。

2）患者已接受抗生素或杀灭梅毒螺旋体的药物治疗。

3）皮损接近自然消退，应进一步开展血清学检测。

7. 注意事项

（1）取样后要及时镜检，以观察螺旋体的活动性。

（2）为增加检出率，可采取多点多次采样。

（3）口腔、肛周等部位查见螺旋体，需排除非梅毒螺旋体的其他螺旋体。

二、镀银染色显微镜检查

1. 检测原理　梅毒螺旋体具有嗜银性，银染后在显微镜下呈棕褐色。

2. 检测准备　普通光学显微镜、钝口刮器、加拿大树胶、罗吉氏固定液、鞣酸媒染剂、Fontana 银溶液、无水乙醇。

3. 标本采集　同“暗视野显微镜检查”，将采集的组织液或淋巴液直接均匀涂布于载玻片上，自然干燥。

4. 检测流程

（1）涂片干燥：将标本在干净载玻片上涂成薄片，于空气中自然干燥（不可用火干燥固定）。

（2）固定：用罗吉氏固定液将涂片固定 2~3 分钟。

（3）洗涤：用无水乙醇洗涤去除玻片上的油污。

（4）媒染：加鞣酸媒染剂 2~3 滴于涂片上，略加热产生蒸气，染 30 秒。

（5）银染：水洗，加 Fontana 银溶液于涂片上，略加热产生蒸气，染 30 秒。

（6）镜检：水洗，待干，加盖玻片后，以加拿大树胶封固（封固的目的是防止滴加镜油后标本脱色，同时有利于长期保存），用油镜检查。

（7）结果判读：显微镜下见到有特征性形态的棕褐色螺旋体为梅毒螺旋体。

5. 结果报告

（1）可见梅毒螺旋体。

（2）未见梅毒螺旋体。

6. 临床意义 同"暗视野显微镜检查"。

7. 注意事项

（1）为增加检出率，可多点多次采样。

（2）Fontana 银溶液应即用即配。

（3）口腔、肛周等部位查见螺旋体，需排除非梅毒螺旋体的其他螺旋体。

三、核酸检测

1. 检测原理 核酸扩增技术通过扩增梅毒螺旋体特异性基因片段检测梅毒螺旋体。主要检测技术有实时荧光聚合酶链式反应（PCR）、恒温扩增和基因测序技术等。以实时荧光 PCR 方法为例。

2. 检测准备 核酸提取试剂盒、核酸扩增检测试剂盒、核酸扩增仪、移液器、离心机等。

3. 标本采集

（1）皮肤黏膜组织液与淋巴液的采集方法：同暗视野显微镜检查。

（2）脑脊液：采用腰椎穿刺术采集，应由相关专业人员操作。

4. 检测流程

（1）按照试剂盒说明书进行核酸提取、核酸扩增、扩增产物检测等操作。

（2）结果判读：根据试剂盒的判读标准，判断是否检测到梅毒螺旋体核酸。

5. 结果报告

（1）阳性。

（2）阴性。

6. 临床意义 同"暗视野显微镜检查"，但检测敏感性高于暗视野显微镜和镀银染色显微镜检查。

7. 注意事项 核酸检测血液标本的敏感性较低，梅毒临床诊断一般不推荐采用血液标本进行核酸检测。

第二节 非梅毒螺旋体血清学试验

非梅毒螺旋体血清学试验（又称梅毒非特异性抗体检测）方法包括：快速血浆反应素环状卡片试验（rapid plasma reagin，RPR）、甲苯胺红不加热血清试验（toluidine red unheated serum test，TRUST）、性病研究实验室玻片试验（venereal disease research laboratory，VDRL）。

一、快速血浆反应素环状卡片试验（RPR）

1. 检测原理 梅毒螺旋体一旦感染人体，人体可对被损害的宿主细胞以及梅毒螺旋体表面所释放的类脂质作出免疫应答，一般 3~4 周可产生抗类脂抗原的抗体（亦称为反应素）。RPR 等非梅毒螺旋体血清学试验是使用心磷脂、卵磷脂及胆固醇混合物作为抗原，与抗体结合形成絮状凝集的试验，其敏感性和特异性基本相似。RPR 是将该混合物抗原结合到示踪物质的活性炭颗粒上，当抗原与样品中的抗体发生凝集反应，肉眼可以观察到黑色的絮状物。RPR 抗原溶液中，添加氯化胆碱起到化学灭活效果，添加乙二胺四乙酸（EDTA）起到稳定试剂性能的作用。

2. 检测准备 检测试剂盒:包括 RPR 抗原、特制白色反应卡片、标准针头[(60±1)滴/ml、约 17μl/滴]、移液器、水平旋转仪。

3. 标本采集

（1）血清:用不含抗凝剂的真空采血管抽取静脉血,室温下自然放置 1~2 小时,待血液凝固、血块收缩后再用离心机以 1 500~3 000 转/分钟的转速离心 15 分钟,吸出上层血清,备用。

（2）血浆:用加有抗凝剂的真空采血管抽取静脉血,混匀,用离心机以 1 500~3 000 转/分钟的转速离心 15 分钟,吸出上层血浆,备用。

4. 检测流程

（1）定性试验

1）加样:吸取 50μl 血清或血浆加于卡片圆圈内,并均匀地涂布于整个圈内。

2）加抗原:将抗原轻轻摇匀,用标准针头或移液器吸取抗原,每个标本加 1 滴或 17μl 抗原。

3）反应:将卡片放置于水平旋转仪,以(100±2)转/分钟旋转 8 分钟,立即在适宜光线下边轻轻旋转,边观察结果。

（2）定量试验:经 RPR 定性为阳性反应、弱阳性反应、可疑反应或阴性反应但临床怀疑为梅毒患者的标本,需做定量试验,以确定抗体滴度或排除"前带现象"(即抗体过剩导致所形成的抗原抗体免疫复合物减少,不出现凝集的现象)。

以稀释 16 倍为例(根据定量试验结果,可稀释至更高倍数):

1）在反应板 2~5 孔各加生理盐水 50μl。

2）分别吸取 50μl 血清标本置第 1 孔和第 2 孔,其中第 2 孔与生理盐水混匀,吸取 50μl 稀释液至第 3 孔混匀,依次倍比稀释至第 5 孔,弃去最后 1 孔 50μl 稀释样品。稀释度分别为 1:1、1:2、1:4、1:8 和 1:16。从最后 1 孔起将血清稀释液涂布整个圈内,依此向前涂布至第 1 孔。

3）滴加抗原,反应同定性试验。

（3）结果判读

1）定性试验

3+~4+:可见大或中等大小黑色絮状物,液体清亮;

2+:可见小到中等大小黑色絮状物,液体较清亮;

1+:可见小的黑色絮状物,均匀分布,液体混浊;

－:仅见抗原颗粒集于中央一点或均匀分散。

出现 1+~4+ 强度的凝集反应为阳性反应,未产生凝集反应为阴性反应。

2）定量试验:未产生凝集反应孔的前一个血清或血浆稀释倍数 X 为抗体滴度[如:1:1（原倍）、1:2、1:4、1:8 等]。

5. 结果报告

（1）阳性(1:X)。

（2）阴性。

6. 临床意义

（1）阳性反应与活动性梅毒有关,是诊断梅毒的重要依据。

（2）早期梅毒经治疗后抗体滴度可下降或转阴,因此定量试验可用于疗效随访观察,临床判愈、判定复发等。

（3）在某些传染病及自身免疫性疾病时可出现生物学假阳性反应,因此对阳性反应应结合临床及梅毒螺旋体血清学试验以进一步证实。

（4）部分患者经规范化治疗后抗体仍维持一定滴度而不转阴,临床上称为"血清固定"。

（5）非特异性抗体窗口期最长可至 6 周,如感染不足 6 周,该试验可为阴性。

7. 注意事项

（1）抗原应保存应于 4℃冰箱,试验前应恢复到室温,防止冻结,以免抗原被破坏。

（2）实验环境温度应为 23~29℃。

（3）每批试剂盒的滴加抗原针头应校准,为（60±1）滴/ml,一滴约 17μl。

（4）血液标本应防止污染,室温放置,应在 24 小时内完成检测。血清应在 4℃条件下保存,在试验前应恢复至适宜温度。

（5）试验完毕,应立即观察结果,如见抗原颗粒集于中央一点,需要轻轻摇动卡片,若未见黑色絮状物,仅见分散的抗原颗粒才判断阴性。

（6）非梅毒螺旋体血清学试验可出现"前带现象",应在临床上注意识别。

二、甲苯胺红不加热血清试验（TRUST）

TRUST 基本同 RPR,是将抗原结合到示踪物质的甲苯胺红颗粒上,当混合抗原与样品中的抗体发生凝集反应,肉眼可以观察到红色的絮状物。

三、性病研究实验室玻片试验（VDRL）

1. 检测原理　VDRL 基本同 RPR,但抗原是直接采用一定比例的心磷脂、卵磷脂及胆固醇配制,无示踪物质,肉眼不能观察到絮状物,需在显微镜下观察结果。

2. 检测准备　VDRL 试剂盒:包括 VDRL 抗原（0.5ml）;VDRL 缓冲液,pH=6.0±0.1,其配方为中性福尔马林 0.5ml,Na_2HPO_4 0.037g,KH_2PO_4 0.17g,NaCl 10.0g,蒸馏水 1 000ml。标准针头（60±1 滴/ml）,直径 14mm 漆圈玻片;VDRL 试验结果图片。水平旋转器;生理盐水等。

3. 标本采集

（1）血清标本:同 RPR。

（2）脑脊液:采用腰椎穿刺术获得,应由相关专业人员操作。

4. 检测流程　以血清标本为例:

（1）VDRL 抗原配制方法

1）吸取 0.3ml VDRL 缓冲液至 30ml 小瓶。

2）吸取 0.3ml VDRL 抗原,迅速滴入小瓶内 VDRL 缓冲液中（约 4 秒）,随后摇动 10 秒,使之混匀。

3）立即加入 2.4ml VDRL 缓冲液,盖上瓶盖,来回颠倒摇动小瓶 10 秒（约 30 次）,即为 VDRL 抗原工作液,此抗原需当天配制和使用。

（2）定性试验

1）血清标本需 56℃灭活 30 分钟备用。

2）吸取 50μl 血清加入玻片圈内,将血清涂开至整个圈内。

3）用标准针头加入 1 滴抗原(约 17μl)。

4）将玻片置旋转器上摇动 4 分钟,(180±2)次 / 分钟,立即放置于 10×10 倍显微镜下观察。

(3) 定量试验:VDRL 定量试验的检测流程基本同 RPR。

(4) 结果判读

1）定性试验

3+~4+:镜下见到大或中等大小的絮状物,液体清亮;

2+:镜下见到小到中等大小的絮状物,液体较清亮;

1+:镜下见到小的絮状物,均匀分布,液体混浊;

-:镜下见到均匀分散的抗原颗粒。

出现 1+~4+ 强度的凝集反应为阳性反应,未产生凝集反应为阴性反应。

2）定量试验:同 RPR。

5. 结果报告

(1) 阳性(1:X)。

(2) 阴性。

6. 临床意义

(1) 血清标本检测临床意义同 RPR。

(2) 用于神经梅毒的脑脊液检查,特异性高,但敏感性低。即 VDRL 阳性可以作为神经梅毒的诊断依据,但阴性不能排除神经梅毒。

7. 注意事项

(1) 血浆标本不能用于 VDRL。

(2) 配制的抗原工作液用于标本检测 8 小时内有效。

(3) 脑脊液标本检测流程与血清标本不完全一样,如脑脊液与抗原反应时所加抗原量约为 10μl,旋转时间为 8 分钟,应注意严格参照试剂盒说明书操作。

第三节　梅毒螺旋体血清学试验

梅毒螺旋体血清学试验(又称梅毒特异性抗体检测)方法主要有梅毒螺旋体颗粒凝集试验(treponema pallidum particle agglutination,TPPA)、梅毒螺旋体血球凝集试验(treponema pallidum hemagglutination assay,TPHA)、化学发光免疫试验(chemiluminescence immunoassay,CLIA)、酶 联 免 疫 吸 附 试 验(enzyme-linked immunosorbent assay,ELISA)、免疫层析试验(immunochromatography test,ICT)、荧光螺旋体抗体吸收试验(fluorescent treponemal antibody-absorption,FTA-ABS)、免疫印迹试验(Western blotting,WB)等。

一、梅毒螺旋体颗粒凝集试验(TPPA)

1. 检测原理　超声裂解梅毒螺旋体后,提取抗原包被在明胶颗粒上后,与样本中的抗梅毒螺旋体抗体结合,产生肉眼可见的凝集反应。明胶粒子为玫瑰红色,肉眼即可观察结果。

TPHA 采用的是处理的羊或禽类红细胞代替明胶颗粒,其基本原理及实验室操作步骤均同 TPPA。

2. 检测准备

（1）试剂盒：复溶液（标记为 A 液），用于溶解致敏粒子、未致敏粒子和质控血清；标本稀释液（标记为 B 液），用于稀释血清标本；致敏粒子（标记为 C），用前 30 分钟按规定量加 A 液溶解并混匀；未致敏粒子（标记为 D），用前 30 分钟按规定量加 A 液溶解 C 和 D 并混匀，作为 C 液和 D 液备用；质控血清（标记为 E 液）。

（2）其他：U 型微量反应板；移液器；保湿盒；微量板振荡器。

3. 标本采集　同"RPR"。

4. 检测流程

（1）试验前半小时将试剂置室温平衡到 15~30℃。

（2）B 液加至微量反应板孔内，第 1 孔 100μl，第 2、3、4 孔各 25μl。

（3）取血清 25μl 加至第 1 孔，混匀后依次倍比稀释至第 4 孔，混匀后弃去 25μl。

（4）第 3 孔加 D 液（未致敏粒子混悬液）25μl，第 4 孔加 C 液（致敏粒子混悬液）25μl。

（5）将反应板置振荡器振荡 30 秒。

（6）放置于有盖湿盒中，15~30℃条件下避光孵育 2 小时后观察结果。

（7）结果判读

1）2+：产生均一的凝集，凝集粒子在底部整体上呈膜状延展；

2）1+：粒子环明显变大，其外周边缘不均匀，且杂乱地凝集在周围；

3）±：粒子形成小环状，呈现出外周边缘均匀且平滑的圆形；

4）-：粒子呈扣状聚集，呈现出外周边缘均匀且平滑的圆形。

5）血清在 1∶80 稀释度与致敏粒子发生凝集反应（1+ 或更强），与未致敏粒子（第 3 孔）不发生凝集反应为阳性反应。血清与致敏粒子和未致敏粒子均不发生凝集反应为阴性反应。试验结果为"±"时，待复查。

5. 结果报告

（1）阳性。

（2）阴性。

6. 临床意义

（1）作为非梅毒螺旋体血清学试验阳性标本的确证试验，可用来排除其生物学假阳性。

（2）感染梅毒螺旋体并产生特异性抗体后，即使经过规范化治疗，绝大部分患者仍终身阳性。因此梅毒螺旋体血清学试验在临床诊疗时不能作为疗效观察、判断复发及再感染的指标；用于梅毒筛查时，其阳性结果需结合非梅毒螺旋体血清学试验结果、流行病学史、临床表现及治疗史等综合判断，以排除梅毒的既往感染。

（3）特异性抗体窗口期最长可至 4 周，如感染不足 4 周，该试验可为阴性。

7. 注意事项

（1）如未致敏颗粒出现凝集反应，待血清进行吸收后再进行试验，或改用其他梅毒螺旋体血清学试验方法。

（2）血清吸收处理方法

1）取 0.95ml 已恢复体积的未致敏颗粒加入清洁的小试管内。

2）试管内加入 50μl 血清标本并充分混匀，在 15~30℃放置 20 分钟或更长时间。

3）2 000 转/分钟离心 5 分钟，取 25μl 上清液（血清标本稀释 1∶20）放置于第 3 孔，注意不要混入颗粒。

4）从第 4 孔至最后一孔各加 25μl B 液。

5）自第 3 孔吸 25μl 至第 4 孔,混匀后依次倍比稀释至最后一孔,弃去最后一孔中吸出的 25μl。

6）按定量试验法加入 D 液和 C 液,将反应板置微量板振荡器上振荡 30 秒,放置于湿盒内,15~30℃条件下孵育 2 小时观察结果。

（3）质控血清:E 液滴度为 1∶320,可作为结果判读的阳性参照及试剂盒的有效性评价。

二、化学发光免疫试验（CLIA）

1. 检测原理　化学发光免疫试验包含免疫反应系统和化学发光分析系统,即将化学发光体系与免疫反应相结合,用于检测抗体的一种新型标记免疫测定技术。化学发光法主要包括电化学发光、微粒子化学发光等多种方法。

2. 检测准备　试剂盒、化学发光免疫分析仪。

3. 标本采集　同"RPR"。

4. 检测流程

（1）根据不同试剂盒说明书进行操作,包括:仪器和试剂盒准备、上载样品、检测、结果读数记录。

（2）结果判读:根据化学发光免疫分析仪测量的发光值（RLU）自动判读结果。标本 RLU 值大于或等于 Cut-off 值为阳性反应,小于 Cut-off 值为阴性反应（或按各试剂要求判定结果）。

5. 结果报告

（1）阳性。

（2）阴性。

6. 临床意义　同"TPPA"。

7. 注意事项

（1）血清标本应注意不含或极少含红、白细胞,否则可能会导致假阳性结果。

（2）黄疸或严重污染的样本将导致错误的结果。

（3）样本中含有叠氮钠会影响试验结果,不能用叠氮钠做样本防腐剂。

（4）如果结果存在疑问,可采用 TPPA 或其他方法进行验证。

三、酶联免疫吸附试验（ELISA）

1. 检测原理　用经纯化及超声裂解处理的梅毒螺旋体,或经纯化的梅毒螺旋体重组蛋白作为抗原包被固相板条,与待检样本中的抗梅毒螺旋体特异性抗体和辣根过氧化酶标记的抗人 IgG 抗体结合,通过酶促反应底物显色以检测患者血清中的抗梅毒螺旋体特异性抗体。

2. 检测准备

（1）试剂盒含包被梅毒螺旋体抗原的反应板（96 孔）;标本稀释液;洗涤液,使用前按说明书要求稀释;酶结合物;底物液（A 液和 B 液）;反应终止液;阳性对照血清;阴性对照血清。

（2）酶标仪。

3. 标本采集　同"RPR"。

4. 检测流程　手工操作试验基本步骤如下（全自动酶标检测仪，根据试剂和设备使用说明书操作）：

（1）加样，取标本稀释液加到反应板孔内，再加入待检血清，同时作阳性和阴性对照，37℃条件下孵育一定时间。

（2）洗板，拍干。

（3）加酶结合物，37℃条件下孵育一定时间。

（4）洗板，拍干。

（5）加底物液 A 液、B 液，37℃条件下避光孵育一定时间。

（6）加终止液，终止反应。

（7）放置于酶标仪中，在 450nm 波长测定光密度（optical density，OD 值），或 450nm/630nm 波长测定光密度。

（8）结果判读：根据酶标仪测量 OD 值，自动判读结果。标本 OD 值大于或等于 Cut-off 值为阳性反应、OD 值小于 Cut-off 值为阴性反应。

5. 结果报告

（1）阳性。

（2）阴性。

6. 临床意义同"TPPA"。

7. 注意事项

（1）不同批号试剂不能混用。

（2）反应的温度和时间必须严格控制。

（3）如果结果存在疑问，可采用 TPPA 或其他方法进行验证。

四、免疫层析试验（ICT）

1. 检测原理　用经纯化的梅毒螺旋体特异性重组蛋白作为抗原包被固相膜条，血液标本经过毛细作用形成抗原抗体免疫标记复合物，吸附到限定位置膜条上，观察到显色条带，可以直接判读结果。

2. 检测准备

（1）试剂盒主要包括测试板、一次性滴管。

（2）定时器。

3. 标本采集

（1）血清、血浆标本同 RPR。

（2）全血：用一次性采血针采集指尖血后，立即用于检测。

4. 检测流程

（1）检测步骤：不同试剂盒检测步骤有所不同，其基本流程如下：

1）用一次性滴管或移液器滴加一定量待检标本（全血、血清或血浆）于加样孔中。

2）可根据需要在加样孔中加入一定量的缓冲液。

3）根据试剂盒要求，在室温下反应相应时间。

（2）结果判读

1）质控位置应出现显色条带,说明试验有效。否则本次试验无效,需重测。

2）标本检测位置如出现显色条带,说明样品中含有梅毒螺旋体抗体,结果为阳性。若该位置无显色条带,则没有抗体,为阴性。

5. 结果报告

（1）阳性。

（2）阴性。

6. 临床意义　同"TPPA"。

7. 注意事项

（1）如果结果存在疑问,可用 TPPA 或其他方法进行验证。

（2）如出现无效结果,重新测试。如果问题仍然存在,应停止使用该批号产品。

五、荧光螺旋体抗体吸收试验（FTA-ABS）

1. 检测原理　将梅毒螺旋体固定在玻片上,与经吸收剂吸收的待测血清反应形成抗原抗体复合物,再加入荧光素（FITC）标记的抗人免疫球蛋白,形成带有荧光的抗原抗体复合物,在荧光显微镜下,螺旋体显出苹果绿色荧光。

2. 检测准备

（1）吸收剂:吸收剂（5ml 冷冻干燥品）由体外培养的梅毒螺旋体 Reiter 株制备而成。使用前用无菌蒸馏水复溶。

（2）荧光抗体:用荧光素标记的羊或鼠抗人免疫球蛋白。

（3）血清稀释板。

3. 标本采集　同"RPR"。

4. 检测流程

（1）血清样本用吸附剂吸附一定时间。

（2）将吸附后的样本加到抗原片上,按试剂盒规定的时间和温度孵育。

（3）洗涤。

（4）加入一定浓度的荧光抗体,按试剂盒规定的时间和温度孵育。

（5）洗涤。

（6）抗原片加固封剂（甘油缓冲液）1 滴,覆以盖玻片。在荧光显微镜下观察。

（7）试验对照:每批次试验包括下列对照。

1）4+ 阳性血清和 1+ 阳性血清对照,血清用 PBS 液和吸收剂分别按 1∶5~1∶20 稀释。

2）非特异血清对照。

3）染色对照:用 0.01mol/L PBS 和吸收剂分别替代荧光抗体。

（8）结果判读:与不同阳性强度的对照血清相比,荧光显微镜下梅毒螺旋体的荧光强度等于或强于 1+ 对照血清,判断为阳性反应;无荧光判断为阴性反应;有微弱荧光但弱于 1+ 对照血清判断为临界反应,需重复试验或用其他梅毒螺旋体血清学试验证实。

5. 结果报告

（1）阳性。

（2）阴性。

6. 临床意义　同"TPPA"。

7. 注意事项

（1）抗原片每次洗涤要干净,避免其他杂质影响判读结果。

（2）判读结果需根据不同强度阳性对照和阴性对照结果进行判读。

（3）试验需要高质量荧光显微镜,由技术熟练的操作人员操作完成。

六、免疫印迹试验（WB）

1. 检测原理　采用超声粉碎梅毒螺旋体后全螺旋体作为抗原,或基因重组的梅毒特异性抗原,转印至硝酸纤维膜条上,捕获样品中梅毒抗体,再与标记物结合抗体反应形成复合物,通过酶促底物反应,可识别针对不同分子量抗原的特异性 IgG 或 IgM 抗体。

2. 检测准备

（1）免疫印迹试验试剂盒:试剂盒主要包括缓冲液、酶结合物、底物、免疫印迹检测膜、温育反应槽等。

（2）恒温干式 / 水浴箱、侧摆摇床。

3. 标本采集　同"RPR"。

4. 检测流程

（1）在置有检测膜的温育反应槽中加缓冲液,按照试剂盒要求温育一定时间后吸去。

（2）立即加入血清,反应一定时间后吸去。

（3）用缓冲液清洗检测膜 3 次。

（4）加入酶结合物,反应一定时间后吸去。

（5）加入底物,反应一定时间后吸去。

（6）加入蒸馏水终止反应,判读结果。

（7）结果判读:在规定时间内判读结果。观察质控条带,判断试验有效性,如没有出现质控条带,说明试验无效,需重复试验。根据测试区显色条带出现情况,对照试剂盒说明书描述的条带组合阳性判断标准,对待测样品进行阳性或阴性反应判断。

5. 结果报告

（1）IgG 或 IgM 阳性。

（2）IgG 或 IgM 阴性。

6. 临床意义

（1）梅毒特异性抗体 IgM 有助于胎传梅毒、神经梅毒及一期梅毒的早期诊断。

（2）作为常规梅毒螺旋体血清学试验检测时,应同时检测 IgG 及 IgM 抗体,任何一种抗体阳性的临床意义均同 TPPA。

7. 注意事项　建议在试验中增加阳性对照,以判断试验是否有效。

第四节　脑脊液检测

脑脊液检测对诊断神经梅毒具有一定的参考价值,包括 VDRL、白细胞计数以及蛋白检测等。

一、性病研究实验室玻片试验（VDRL）

参见第二节 非梅毒螺旋体血清学试验。

二、白细胞计数

1. 检测原理 用等渗稀释液将脑脊液稀释一定倍数,充入血细胞计数池,显微镜下计数一定体积内的白细胞,经换算得出每升脑脊液中的白细胞数量。

2. 检测准备 显微镜、白细胞稀释液试剂盒。

3. 标本采集 采用腰椎穿刺术采集脑脊液,应由相关专业人员操作。

4. 检测流程

（1）白细胞计数:小试管内壁沾有冰醋酸后倾去,滴加混匀脑脊液 3~4 滴,数分钟后混匀充入计数池,按血液白细胞计数法计数。

（2）结果判读:正常白细胞数:成人（0~8）×10^6/L;儿童（0~15）×10^6/L;新生儿（0~30）×10^6/L。

5. 结果报告 报告具体数值。

6. 临床意义 若白细胞数大于正常范围,提示中枢神经系统有炎症现象。

7. 注意事项 计数应在标本采集后 1 小时内完成。如放置过久,细胞会破坏、沉淀或发生纤维蛋白凝集,导致计数不准确。

三、蛋白检测

1. 检测原理 蛋白检测可采用多种方法,以免疫比浊法为例。

2. 检测准备 仪器、脑脊液蛋白检测专用试剂。

3. 标本采集 同"白细胞计数"。

4. 检测流程（根据不同试剂盒说明书描述,调整操作步骤）

（1）使用全自动生化检测仪器进行检测。

（2）结果判读:正常情况下,总蛋白量为 0.1~0.4g/L。

5. 结果报告 报告具体数值。

6. 临床意义 总蛋白量升高,可辅助判断中枢神经系统疾病的严重程度和进展情况。

7. 注意事项

（1）脑脊液如呈混浊外观,应先离心取上清液检查。

（2）如蛋白浓度过高,应先用生理盐水稀释后再测定。

第五节 方 法 评 价

梅毒病原学检测是一期、二期梅毒确诊的重要依据,是 WHO 指定的性病实验室必备项目之一。病原学检测中,暗视野显微镜检查多用于一期梅毒的螺旋体检测,暗视野显微镜检查的敏感性和特异性分别为 74%~86% 和 85%~100%。国内有研究者报道镀银染色对一期梅毒的检出率（97.3%）要高于暗视野显微镜检查法（72.8%）。核酸扩增试验对一期梅毒皮损部位标本检测的敏感性为 80%~90%,特异性为 95%~99%,对二期和三期梅毒的血液检测敏感性均低于 50%。

非梅毒螺旋体血清学试验,包括 VDRL、RPR 和 TRUST,其检测符合率基本相同,用于血清检测时敏感性为 71%~100%,特异性为 96%~99%;VDRL 用于神经梅毒脑脊液检测时特异性高,即假阳性低,检测阳性可以作为神经梅毒确诊依据,但敏感性较低,即阳性检出率低,假阴性高,所以检测阴性不能排除神经梅毒。VDRL 所用抗原需要新鲜配制,并需要显微镜读取结果,我国目前尚无商品化试剂盒。RPR 和 TRUST 作为 VDRL 的改良,采用了稳定可储存的抗原,同时增加了可供肉眼观察的指示物,使操作流程更加简便,为目前临床常规采用的方法。虽然 3 种检测方法的原理基本相同,但任意两种方法的定性和半定量结果,相互间不可直接比较。非梅毒螺旋体血清学试验在某些急性感染或慢性免疫性疾病时,身体亦会出现此类反应素,造成生物学假阳性。少数患者经过足量驱梅治疗和定期随访后,体内的梅毒非特异性抗体仍维持在相对恒定的低浓度状态(称作血清固定现象)。

梅毒螺旋体血清学试验中,FTA-ABS 具有较高的准确性,除一期梅毒的敏感性为 70%~100% 外,其他期梅毒的检测的敏感性为 96%~100%,特异性为 94%~100%。但该方法对操作人员要求高,操作费时,结果的判读容易受主观因素影响。此外,该方法在孕期、自身免疫病以及恶性肿瘤情况下偶尔会出现生理学假阳性。TPPA 和 TPHA 两种试验原理类似,但目前 TPPA 的使用更为广泛,检测敏感性根据疾病进程及病期为 82%~100%,特异性达到 99%。ELISA 采用重组梅毒螺旋体特异抗原包被微孔板,检测血清中抗 IgM 和抗 IgG 抗体,纯化的基因重组抗原提高了特异性,酶的放大效应提高了检测灵敏度。但针对抗 IgM 抗体的 ELISA 对梅毒活动期的检测敏感性较低,不能确定疾病分期和评估治疗效果。ELISA 自动化程度高,结果客观易读,适合于人群大规模的筛查和血制品梅毒筛查,其敏感性随疾病进程波动,为 85%~100%,特异性为 96%~100%。CLIA 是 ELISA 的发展,使用酶标记的重组抗原,与标本中的抗体形成双抗体夹心,与发光底物结合后在化学发光仪上检测。目前此种方法已开发成全自动化模式,不仅适合于人群大规模的筛查和血制品梅毒筛查,也适合小样本实验室检测,敏感性为 99%~100%,特异性亦可达到 99%。但是这种检测方法需要专业的配套机器。WB 法操作技术要求较高,适合于有一定条件的实验室开展。WB-IgM 试验对婴儿先天梅毒的检测敏感性为 78%,特异性为 98%。ICT 可在缺乏实验室条件的地区或现场筛查,其敏感性为 85%~100%。目前已开发出能同时进行梅毒螺旋体血清学试验和非梅毒螺旋体血清学试验或梅毒和艾滋病双检测的快速检测试剂盒,但检测低滴度标本非梅毒螺旋体抗体的敏感性和特异性有待进一步提高。

第六节　检　测　策　略

根据梅毒疾病发生发展的自然规律,结合患者的病史和特征检查,选择适当的检测方法。对疑似一期、二期梅毒的就诊者可以选择病原学检测和血清学检测,无症状就诊者及高危人群梅毒筛查均采用血清学检测。

两类梅毒血清学检测均可以作为梅毒初筛的方法,可根据诊疗需求、工作量、技术能力、公共卫生任务的要求等,选择合适的血清学检测策略;目前常用的检测策略有 3 种,即传统检测策略、逆向检测策略和双检策略,其流程见图 1-1、图 1-2 和图 1-3。其血清学检测结果解读见表 1-1。

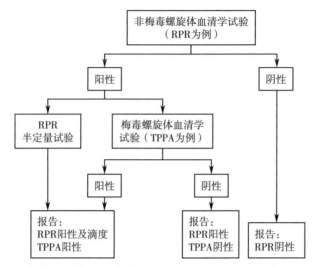

图 1-1 传统检测策略:非梅毒螺旋体血清学试验作为初筛方法流程图

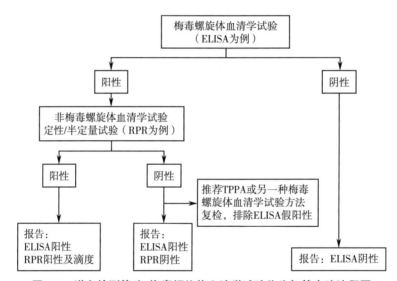

图 1-2 逆向检测策略:梅毒螺旋体血清学试验作为初筛方法流程图

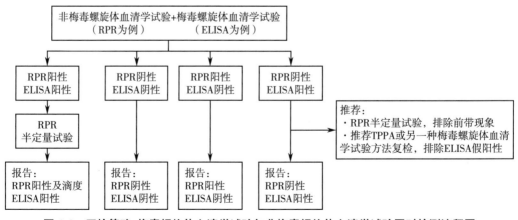

图 1-3 双检策略:梅毒螺旋体血清学试验与非梅毒螺旋体血清学试验同时检测流程图

表 1-1 梅毒血清学试验检测结果的临床参考意义

梅毒血清学试验检测结果		临床参考结果解释
梅毒螺旋体血清学试验	非梅毒螺旋体血清学试验	
阳性	阳性	梅毒
		或血清固定
阴性	阳性	非梅毒螺旋体血清学试验生物学假阳性
阳性	阴性	临床治愈梅毒
		或极早期梅毒
		或非梅毒螺旋体血清学试验"前带现象"
		或方法学假阳性（如 CLIA、ELISA 等）
阴性	阴性	排除梅毒
		或极早期梅毒

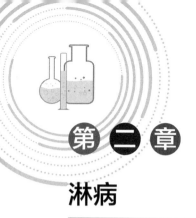

第二章

淋病

淋病是由淋病奈瑟球菌(*Neisseria gonorrhoeae*,以下简称淋球菌)感染引起的一种常见的性传播疾病。WHO 近年来报告淋病发病率位列细菌性性传播疾病的第二位,2016 年估计每年成人(15~49 岁)淋病的新发病例数可达 8 690 万。2018 年我国淋病的报告发病数位居法定报告乙类传染病的第四位,报告病例数为 133 156 例,报告发病率为 9.585 8/10 万。淋球菌主要通过性接触传播,可引起尿道炎、宫颈炎、直肠炎、咽炎以及播散性淋病等。

淋球菌属于奈瑟菌属,人类是其唯一天然宿主。淋球菌主要微生物学特性包括革兰氏阴性球菌,无鞭毛,不产孢子,产氧化酶和触酶,一般成对存在(双球菌),显微镜下呈双肾形。淋球菌属于苛养菌,嗜二氧化碳,对培养基营养条件要求比较苛刻。常见的淋球菌实验室检测方法包括显微镜检查、培养法和核酸检测。

第一节　显微镜检查

1. 检测原理　淋球菌为革兰氏阴性双球菌,菌体呈肾形成对排列,凹面相对,直径为 0.6~0.8μm。男性淋病患者的泌尿生殖道分泌物经涂片革兰氏染色后,镜下可见染成红色的革兰氏阴性双球菌。

2. 检测准备　显微镜、革兰氏染色液、载玻片等。

3. 标本采集　男性尿道分泌物:有脓性分泌物者可直接用拭子取尿道口脓性分泌物;无明显脓性分泌物者,取材前 1 小时内不应排尿,用男性采样拭子插入尿道 2~3cm,以旋转方式轻轻转动并保留 5~10 秒后取出。

4. 检测流程

(1) 涂片:将拭子在载玻片上轻轻滚动涂片。

(2) 固定:室温下待涂片在空气中自然干燥后,经火焰固定。

(3) 革兰氏染色

1) 初染:第一液初染剂(结晶紫)染色 1 分钟,随后水洗。

2) 媒染:第二液媒染剂(碘液)染色 1 分钟,随后水洗。

3) 脱色:第三液脱色剂(95% 乙醇)脱色 10~30 秒至无紫色脱落为止,随后水洗。

4) 复染:第四液复染剂(苯酚复红或沙黄)染色 30 秒后水洗,自然干燥后镜检。

(4) 镜检:自然干燥后的载玻片滴加香柏油,先在低倍镜下找到视野后转换成 100 倍油镜观察结果。

(5) 结果判读:油镜下观察是否有染成红色的、具有特征形态的革兰氏阴性双球菌。

5. 结果报告

（1）多形核白细胞内可见革兰氏阴性双球菌。

（2）多形核白细胞内外未见革兰氏阴性双球菌。

（3）多形核白细胞外可见革兰氏阴性双球菌。

6. 临床意义

（1）显微镜下观察到多形核白细胞内存在革兰氏阴性双球菌对男性急性淋菌性尿道炎患者具有诊断价值；如果仅在多形核白细胞外见到形态典型的革兰氏阴性双球菌，需要进一步培养确认。

（2）不推荐采用显微镜检查法对其他类型的标本进行诊断。

7. 注意事项

（1）涂片时不宜用力涂擦，防止细胞破裂后细菌从细胞中逸出。

（2）涂片不宜过厚，脱色时间应根据涂片厚薄作适当调整。

（3）固定时只需将涂片迅速通过火焰2~3次，以加热的涂片背面放到手背上感到不烫为宜。

（4）过度脱色会导致革兰氏阳性菌染成革兰氏阴性菌。

（5）染色后的载玻片用吸水纸吸干水分，而不是擦干玻片。

第二节　培　养　法

一、淋球菌的分离培养

1. 检测原理　临床标本可在选择性培养基（T-M 培养基或 MTM 培养基）以及适宜的环境下进行淋球菌的分离培养。淋球菌在选择性培养基上可形成圆形、细小、凸起、光滑湿润、半透明或灰白色的特征性菌落，菌落直径为 0.5~1.0mm，易乳化，有黏性。

2. 检测准备　T-M 培养基或 MTM 培养基，CO_2 培养箱或带有烛缸的普通培养箱。

3. 标本采集

（1）尿道拭子

1）男性：取材前 1 小时内不应排尿，采用男性拭子插入尿道内 2~3cm，以旋转方式轻轻转动并保留 5~10 秒后取出。

2）女性：可用手指自耻骨联合后沿女性尿道走向轻轻按摩尿道，用同男性相似的方法取材。

（2）宫颈拭子：采样时先用经生理盐水湿润的扩阴器扩阴，用无菌棉拭子清除宫颈口外面的分泌物，再将女性取材拭子插入宫颈管内 1~2cm，稍用力转动，保留 5~10 秒后取出。

（3）肛拭子：将取材拭子插入肛管 2~3cm，接触侧壁 10 秒，从紧靠肛环边的隐窝中采集分泌物。被粪便严重污染的拭子必须丢弃，更换拭子后重新取材。

（4）口咽拭子：用压舌板固定舌头，用拭子越过舌根到咽后壁及扁桃体隐窝、侧壁等处，反复擦拭 3~5 次采集分泌物。

（5）阴道拭子：对青春期前女孩，将取材拭子放置于阴道后穹窿 10~15 秒，采集阴道分泌物。对于处女膜完整的幼女需采用男性拭子，可通过处女膜孔采集阴道标本。

（6）眼结膜拭子:翻开下眼睑,从眼角向中间轻轻用拭子擦拭下眼结膜表面采集分泌物。

注:临床标本采集后应立即送检培养。如标本需转运,床边接种于相应的转运培养基,在 35~37℃、5%~10% CO_2 的条件下孵育 18~24 小时后于 48 小时内送抵实验室分离培养。

4. 检测流程

（1）接种标本:培养基在使用前需放于室温或培养箱中预温,各类拭子标本的接种可采用分区划线法,将取材的拭子转动涂布于平皿的上 1/4 范围,然后用接种环分区划线,使菌量逐渐减少,以保证获得单个菌落。

（2）培养:接种后平板应立即放置于 35~37℃、5%~10% CO_2 以及湿润（70% 湿度）的环境中培养,可以使用 CO_2 培养箱,也可以在普通培养箱内使用 CO_2 产气袋或烛缸（于底部加湿,在缸内点燃白色无味的蜡烛,盖上烛缸盖使蜡烛熄灭）。

（3）结果判读:接种后 24 小时观察菌落形态,如未见菌落生长,则至少观察到 72 小时,仍无菌生长才可作出淋球菌培养阴性的报告。如有疑似菌落需进一步鉴定后再报告结果。

5. 结果报告

（1）经过 24~72 小时培养后,如有疑似淋球菌菌落,需进一步通过菌落涂片革兰氏染色、氧化酶或糖发酵试验等对菌株进行鉴定后,再报告结果。

（2）培养 72 小时仍无淋球菌特征菌落生长可报告“无淋球菌生长”。

6. 临床意义 培养法有较高的敏感性和特异性,是诊断淋病的“金标准”。对女性、亚临床感染者以及疗效观察者的检测标本都有较高的敏感性。

7. 注意事项

（1）为了从临床标本中分离出淋球菌,推荐使用含有抑菌剂的选择性 T-M 培养基或 MTM 培养基,以抑制部分革兰氏阳性菌、革兰氏阴性菌和真菌的生长,提高淋球菌的阳性检出率。

（2）淋球菌对外界环境变化敏感,冰箱中拿出的培养基推荐预先放入 36℃培养箱复温（或实验室室温平衡）30 分钟以上再进行接种,取材后应立刻接种、培养。

（3）临床菌株生长速度差异较大,24 小时开始每天观察细菌生长情况,如未见细菌生长应持续至 72 小时。

（4）部分临床菌株可能会因菌毛和外膜蛋白的存在,菌落形态表现为有皱纹、轮廓分明、边缘清晰,而无菌毛的菌落有弥漫生长的边缘,更有光泽。

二、淋球菌的初步鉴定:氧化酶试验

1. 检测原理 淋球菌在生长过程中产生氧化酶,可使氧化酶试剂（盐酸四甲基对苯二胺或盐酸二甲基对苯二胺）发生颜色改变。

2. 检测准备 0.5%~1% 盐酸四甲基对苯二胺（或盐酸二甲基对苯二胺）,滤纸,或商品化试剂盒。

3. 标本采集 选择性培养基中分离的可疑单个菌落。

4. 检测流程

（1）挑取可疑单个菌落涂在干滤纸条上,在涂有细菌部位加 1 滴氧化酶试剂;或将氧化酶试剂直接滴加到平皿中的可疑菌落上,观察单个菌落的颜色变化。

（2）结果判读:新鲜的分离菌株滴加盐酸四甲基对苯二胺显紫蓝色;或滴加盐酸二甲基对苯二胺显紫红色,并保持 30 秒以上,即为显色反应阳性。

5. 结果报告

（1）氧化酶试验阳性标本结合革兰氏染色、菌落特征可以报告"初步鉴定疑似淋球菌生长"。

（2）氧化酶试验阴性可报告"无淋球菌生长"。

6. 临床意义

（1）氧化酶试验阴性可以排除淋球菌感染。

（2）氧化酶试验是淋球菌初步鉴定试验的重要指标之一,但对于泌尿生殖道以外部位的分离株,还应结合其他方法进行确认鉴定。

7. 注意事项

（1）氧化酶试剂在高温、见光的条件下很容易失效,所用的氧化酶试剂应新鲜配制,放在棕色瓶中 4℃可保存 1 周。

（2）蘸取细菌涂布于滤纸上时可采用一次性接种环,用镍铬合金接种环可能造成假阳性结果。

（3）如果培养时间过长,细菌衰老可能造成假阴性结果。

（4）许多常见的细菌对氧化酶亦呈阳性,所以不能以氧化酶试验确定淋球菌感染。

（5）选择性培养基中偶尔会出现杂菌生长,应该挑取分离培养后疑似淋球菌的单个菌落做氧化酶试验。

三、淋球菌的确认鉴定:糖发酵试验

1. 检测原理　不同细菌分解特定糖类的能力各不相同,产生的代谢产物也因细菌种类而异。糖发酵试验就是观察细菌能否分解特定种类的糖而产酸或产气。淋球菌能分解葡萄糖,但不分解蔗糖、乳糖、麦芽糖,当它分解葡萄糖时会产酸,使培养基的 pH 值降低,培养基中的指示剂颜色会发生改变,以此来鉴别同属的其他奈瑟菌。易与淋球菌混淆的不同细菌的糖发酵谱见表 2-1。

表 2-1　易与淋球菌混淆的不同细菌的糖发酵谱

细菌	葡萄糖	麦芽糖	乳糖	蔗糖
N. gonorrhoeae 淋病奈瑟菌	√	×	×	×
N. meningitidis 脑膜炎奈瑟菌	√	√	×	×
N. lactamica 乳糖奈瑟菌	√	√	√	×
N. polysaccharea 多糖奈瑟菌	√	√	×	√/×
N. cinerea 灰色奈瑟菌	×（√）	×	×	×
N. subflava 微黄奈瑟菌	√	√	×	√/×
N. sicca 干燥奈瑟菌	√	√	×	√
N. mucosa 黏膜奈瑟菌	√	√	×	√
N. flavescens 浅黄奈瑟菌	×	×	×	×

细菌	葡萄糖	麦芽糖	乳糖	蔗糖
M. catarrhalis 卡他莫拉菌	×	×	×	×
K. denitrificans 脱氮金氏菌	√	×	×	×

注:√/× 可能有两种反应结果

×(√)以阴性反应为主,偶尔有阳性反应

2. 检测准备

(1)水浴箱、一次性过滤灭菌器。

(2)分析纯以上的蔗糖、葡萄糖、乳糖、麦芽糖,酚红指示剂,缓冲平衡盐指示溶液(balanced salt solution,BSS)。

(3)1% 生长添加剂的 GC 基础琼脂 +2% 血红蛋白培养基(或者 1% 生长添加剂的 GC 基础培养基 +10% 新鲜脱纤维羊血)等。

3. 标本采集 经选择性培养基培养分离出的单个菌落。

4. 检测流程

(1)纯培养:取选择性培养基上疑似单个菌落,转种到含 1% 生长添加剂的 GC 基础琼脂 +2% 血红蛋白培养基中,纯培养 16~18 小时。

(2)制备菌悬液:取纯培养菌 2 满环(直径 3mm),混悬于 0.4ml 的 BSS 溶液中制成高浓度的菌悬液。

(3)制备糖管:取 5 支小试管,在 1~4 管中分别加入 0.05ml 过滤除菌的 20% 蔗糖、葡萄糖、乳糖、麦芽糖,第 5 管不加糖(对照管)。

(4)加 BSS:每管加入 0.1ml BSS。

(5)孵育:每管加入 0.05ml 菌悬液,充分混匀,37℃孵育 2~4 小时后观察结果。

(6)结果判读:若仅葡萄糖管的颜色由红变黄,其他糖管颜色不变,为淋球菌糖发酵试验阳性。

5. 结果报告

(1)淋球菌糖发酵试验阳性标本结合初步鉴定结果可报告"确认鉴定有淋球菌生长"。

(2)淋球菌糖发酵试验阴性可报告"无淋球菌生长"。

6. 临床意义 淋球菌糖发酵试验阳性,结合初步鉴定试验结果,可以确认为淋球菌感染。

7. 注意事项

(1)试验所用糖纯度要高,应选用分析纯以上的糖。

(2)待检菌株应使用新鲜培养物,一般为经 16~18 小时纯培养的细菌。

四、淋球菌的确认鉴定:组合鉴定系统

组合鉴定系统也可作为淋球菌的确证方法。试剂盒将碳水化合物利用试验和直接酶测定试验进行组合,用于奈瑟菌属的快速鉴定,另外,全自动细菌鉴定仪也可用于奈瑟菌属的鉴定。

五、淋球菌的确认鉴定:基质辅助激光解吸电离飞行时间质谱(MALDI-TOF MS)

基质辅助激光解析电离飞行时间质谱(matrix-assisted laser desorption ionization-time of flight mass spectrum,MALDI-TOF MS)技术作为新兴技术已广泛应用于病原体鉴定,虽然检测设备比较昂贵,但单个反应的成本较低、检测速度快、操作简单。现阶段有研究采用此方法用于淋球菌的确证试验。MALDI-TOF MS 基于微生物核糖体等高丰度稳定表达的特征蛋白指纹图谱,可对菌种进行快速鉴定。检测准备需要有 MALDI-TOF MS 质谱仪、质谱样本预处理试剂盒以及淋球菌培养物。检测流程可以参照各质谱仪的使用说明书,及 CLSI M58(第 1 版)MALDI-TOF MS 微生物鉴定标准进行操作。MALDI-TOF MS 具有快速、准确、敏感性高等优点,能明显缩短检验的报告时限,更有利于疾病的快速诊断,但试验操作中应避免其他微生物的污染。

第三节　核 酸 检 测

1. 检测原理　通过核酸扩增淋球菌特异性基因片段检测淋球菌,目前主要检测技术为实时荧光 PCR。

2. 检测准备　核酸检测试剂盒、实时荧光 PCR 仪、离心机、漩涡混合器、加热仪、移液器等相关仪器设备。

3. 标本采集

(1)宫颈拭子、男女性尿道拭子等标本采集方法参见培养法。

(2)尿液:在采集尿液标本前患者应至少 1 小时没有排尿,用无菌、无防腐剂的塑料容器收集前段尿液 10~20ml。24 小时以内检测的尿液,应放置于 4℃冰箱保存,超过 24 小时检测时,应冻存于 -20℃或 -70℃冰箱。

(3)阴道拭子:用温盐水湿润阴道窥器,轻轻按压子宫,打开窥器,使用试剂盒推荐的采样拭子放置于阴道后穹窿 10~15 秒,采集阴道分泌物。

4. 检测流程

(1)按照商品化试剂盒说明书进行核酸提取、核酸扩增、扩增产物检测等操作。

(2)结果判读:根据试剂盒的判读标准,判断是否检测到淋球菌核酸。

5. 结果报告

(1)阳性。

(2)阴性。

6. 临床意义

(1)淋球菌核酸检测阳性,结合临床表现和流行病学史,可作为泌尿生殖道部位淋球菌感染诊断的依据。泌尿生殖道外标本可能存在的其他奈瑟菌,会导致交叉反应产生假阳性结果,需谨慎解读检测结果。

(2)由于核酸检测敏感性较高,菌株死亡的后残留物在 2~3 周内也可被核酸扩增检测出阳性结果。应用于临床判愈试验时应在完成治疗后 3 周以上进行。

7. 注意事项

（1）试验复杂性和质控要求较高,需要经过培训的专业人员进行操作。

（2）此方法在临床上开展存在一定的局限性,如缺少纯培养的标本,导致无法开展药敏试验。

第四节 方 法 评 价

显微镜检查法对有症状的男性急性淋菌性尿道炎患者的敏感性和特异性可高达 95%~99%。综合多项评估试验结果,该方法对于男性尿道炎患者的检测效果与培养法相似,敏感性可以达到 89%~94%,特异性可以达到 94%~97%,但对男男性行为直肠炎患者的肛拭子,敏感性仅为 54%。该方法应用于女性患者的样本敏感性较低,研究显示宫颈标本检出率仅为 50.3%,尿道标本检出率仅为 51.9%。因此,显微镜镜检对于有症状的男性尿道拭子样本具有诊断价值,不推荐使用镜检法对其他部位的标本进行检测。

培养法是诊断淋病的"金标准"方法,有较高的敏感性和特异性。在女性淋菌性宫颈炎和尿道炎中,其检测阳性率分别达到 93.6% 和 94.8%。但研究发现淋球菌培养的敏感性受多种因素影响（72%~95%）。对于无症状性感染,培养的敏感性会下降至 65%~85%。对于泌尿生殖道以外的样本,培养法的敏感性进一步降低,例如对咽拭子和直肠拭子,敏感性分别降至 36% 和 75%。当标本需长时间运输时,其检测阳性率可能会下降 16%。此外,T-M 培养基中所含的万古霉素可能抑制部分万古霉素敏感淋球菌的生长。

核酸检测具有很高的敏感性（可高达 100%）和特异性（可高达 99.8%）,并适用于多种类型样本的检测,特别是非侵入性取材标本,如尿液标本、阴道标本。女性阴道拭子可以自我取材,且和宫颈拭子检测的敏感性和特异性无统计学差异,所以临床上优先推荐核酸检测。核酸检测对于泌尿生殖道以外部位（如直肠）淋球菌感染的敏感性较高（75%~91%）,且显著高于培养法,虽然目前还没有获得批准的用于口咽部或直肠拭子的淋球菌商品化核酸检测试剂盒,但在诊断直肠和咽部淋球菌感染时优先推荐采用核酸检测方法。

抗原检测是基于抗原抗体结合的一种快速检测方法,鉴于目前尚无理想检测效能的抗原检测方法,临床上暂不推荐使用此方法检测淋球菌感染。如临床使用抗原检测,结果为阳性的标本需进一步采用培养法或核酸检测法复检。

第五节 检 测 策 略

检测策略要根据实验室自身条件和各种方法的特点进行选择。对于有症状的男性急性尿道炎患者的尿道分泌物,可直接进行显微镜检查;其他标本均需使用培养法或核酸检测法进行检测。有条件的实验室建议采用培养法,以便获得淋球菌菌株,并进一步开展抗菌药物敏感性检测。

第六节 抗菌药物敏感性检测

淋球菌抗菌药物敏感性检测（药敏检测）的方法主要有定性检测和定量检测两大类,定性检测包括纸片扩散法;定量检测包括琼脂稀释法、梯度扩散法(E-test)和微量肉汤稀释法。

一、纸片扩散法

1. 检测原理 纸片扩散法又称 Kirby-Baure 纸片扩散法(简称 K-B 法),将含有一定量的抗生素纸片,贴在已涂抹被测菌株的培养基上。经培养后,药物纸片周围形成透明的抑菌圈,根据抑菌圈大小判断药敏结果。

2. 检测准备

(1)CO_2 培养箱、麦氏管(McFarland 管)、比浊仪或分光光度计。

(2)GC 琼脂基础培养基 +1% 生长添加剂或 10% 羊血。

(3)药敏纸片,MH 肉汤或无菌生理盐水。

3. 标本采集 临床标本经选择性培养基分离培养后的纯菌落。

4. 检测流程

(1)制备菌悬液:以选择性培养基对样品分离培养后,挑取疑似单个菌落转种到非选择性培养基中,经 16~18 小时培养后,用接种环挑取新鲜菌落,悬浮于无菌生理盐水中,校正菌悬液浓度至 10^8CFU/ml(相当于 0.5 个麦氏管浓度,或用分光光度计调整 OD_{600} 至 0.15 左右)。

(2)接种:取预先配制的巧克力平板置室温备用。用无菌棉拭子蘸取菌悬液后,在试管壁处旋转挤压几次,除去多余的菌液,用棉拭子均匀涂布于整个培养基表面反复数次,每次将平板作 60° 旋转,最后沿平板周边绕两圈,保证平板涂布均匀(或于 90mm 平板中滴入 500μl 菌悬液、150mm 平板中滴入 1 400μl 菌悬液,再用涂布棒将菌悬液涂匀整个平板)。

(3)贴加纸片:平皿在室温中放置不超过 15 分钟,待表面的水分被琼脂完全吸收后贴加已经室温平衡的药敏纸片。用无菌镊子取 1 张药敏纸片,平贴于培养基表面,用镊尖轻压纸片以保证与琼脂表面完全接触。

(4)孵育后观察结果:将贴好药敏纸片的平皿放置 15 分钟,再将平板反转倒置,在(36 ± 1)℃、5% ± 1% CO_2、70%~80% 湿度环境中培养 16~20 小时后观察结果。

(5)结果判读:培养后取出平板,测量抑菌圈直径(非抑菌环直径),以 mm 为单位记录结果。抑菌圈边缘以肉眼见不到细菌明显生长为限。参照 CLSI M100 淋球菌抑菌圈直径解释标准和相对应 Cut-off 值(表 2-2)判断敏感、中介和耐药。

表 2-2 淋球菌抑菌圈直径解释标准(CLSI M100 29th ed 标准)

抗生素	纸片含药量	抑菌圈直径 /mm		
		R	I	S
青霉素	10U	≤26	27~46	≥47
环丙沙星	5μg	≤27	28~40	≥41
大观霉素	100μg	≤14	15~17	≥18
头孢曲松	30μg	—	—	≥35
头孢克肟	5μg			≥31
四环素	30μg	≤30	31~37	≥38

记录结果时先读取参考菌株 ATCC 49226 的抑菌圈直径,若其在标准范围内则表明本次试验有效;参考菌株抑菌圈直径超出上述范围则表明本次试验无效,需重新测定。参考菌株 ATCC 49226 的抑菌圈直径范围如表 2-3 所示。

表 2-3　淋球菌参考菌株 ATCC 49226 的抑菌圈直径范围值

抗生素	药量	抑菌圈直径 /mm
阿奇霉素	15μg	30~38
头孢泊肟	10μg	35~43
头孢克肟	5μg	37~45
头孢曲松	30μg	39~51
环丙沙星	5μg	48~58
青霉素	10U	26~34
大观霉素	100μg	23~29
四环素	30μg	30~42

5. 结果报告　按照抑菌圈直径的大小判断敏感(S)、中介(I)和耐药(R)。

6. 临床意义

(1) K-B 法操作简单,适合临床分离单个菌株对多种不同抗生素的敏感性检测,指导临床用药。

(2) K-B 法试验结果与临床治疗的关系如下

1) 敏感 S:表示感染可以使用推荐剂量(常规剂量)的该抗生素进行治疗,失败的可能性小于 5%,有用药禁忌者除外。

2) 中介 I:药物浓度在生理性浓集部位具有治疗效果,或高于常规剂量也可有临床疗效。

3) 耐药 R:是指常规剂量抗生素不能抑制被测菌的生长,其临床疗效并不可靠,临床治疗的失败率大于 15%。

7. 注意事项

(1) 菌悬液应在 15 分钟内使用。

(2) 用于淋球菌测试的抗生素有五大类,每类药中只需要选一种为代表进行试验,其敏感程度即可代表同类其他药物。主要是:青霉素类;四环素类;氨基糖苷类(如大观霉素);第三代头孢菌素类(如头孢曲松);喹诺酮类(如环丙沙星);大环内酯类(如阿奇霉素)。根据临床的需要再增加合适的抗生素。

(3) 纸片必须放置在有干燥剂的容器内低温保存,只拿出少量放 4℃备日常工作用。装纸片的容器从冰箱取出后,必须室温放置 10 分钟以上才可打开,以防止潮解。

(4) 纸片一旦贴上培养基表面就不可再移动,每张纸片的间距不少于 24mm,纸片中心距平皿的边缘不少于 15mm。直径为 90mm 的平皿所贴纸片不多于 4 张,若同时贴头孢菌素类的则不多于 3 张。直径为 150mm 的平皿所贴纸片不多于 9 张。

(5) 在透明抑菌环内有明显单个菌落,都应重新鉴定并重复试验。

(6) 使用标准菌株作对照,只有当标准菌株的药敏结果在受控范围内时,检测结果才有效;若发现标准菌株的药敏结果不在受控范围,应认真分析原因后重新检测。

二、琼脂稀释法

琼脂稀释法有 CLSI 及 WHO 方法,我国淋球菌耐药监测项目中参考的是 WHO 方法。

1. 检测原理　琼脂稀释法是淋球菌药敏检测的金标准方法,抗生素以倍比稀释的方法加入到培养基中,待测菌接种于含不同浓度的抗生素培养基上培养,依据待测菌在培养基上的生长情况确定该种抗生素的最低抑菌浓度(minimal inhibitory concentration,MIC)。

2. 检测准备

(1) CO_2 培养箱、麦氏管(McFarland 管)、比浊仪或分光光度计。

(2) 抗菌药物、MH 肉汤(或无菌生理盐水)。

(3) GC 基础培养基 +1% 生长添加剂或 10% 的脱纤羊血。

3. 标本采集　临床标本经选择性培养基分离培养后的纯菌落。

4. 检测流程

(1) 菌悬液的制备:刮取在非选择性培养基上生长 18~20 小时的培养物,在管壁上充分研磨混悬于 1ml 无菌生理盐水(或 MH 肉汤)中,用比浊仪调菌悬液浓度至 0.5 麦氏单位(或用分光光度计调整 OD_{600} 至 0.15 左右),再用无菌生理盐水(或 MH 肉汤)稀释 10 倍至浓度为 10^7CFU/ml。于 15 分钟内用多点接种仪接种(放置室温应大于 25℃)。每个待测菌接种至培养基表面的菌量为 10^4 CFU。

(2) 抗生素溶液的制备

1) 抗生素储备液制备

抗生素称量及配制:根据各抗生素的纯度称取,按照溶解所需溶剂(表 2-4)和所需浓度溶解抗生素至储备液浓度。

表 2-4　用琼脂稀释法测定淋球菌 MIC 时制备抗生素溶液所用溶剂

抗生素	溶剂
头孢曲松	蒸馏水
头孢克肟	甲醇
青霉素	蒸馏水
环丙沙星	蒸馏水或 0.1N NaOH
阿奇霉素	无水乙醇
大观霉素	蒸馏水
庆大霉素	蒸馏水
四环素	蒸馏水

分装与保存:混匀后分装,每管 200μl,-70℃可保存一年。

2) 抗生素工作液制备:按照倍比稀释的方法将抗生素储备液稀释至工作浓度。

(3) 含抗生素浓度梯度的系列培养基的制备

1) 培养皿编号:按各抗生素浓度编号。

2）将配制好的各抗生素工作液200μl加到各培养皿中,与20ml 50℃预温的培养基充分混匀,平放在超净台内,半开培养皿盖至培养基凝固后,用塑料袋密封保存于4℃冰箱。

（4）菌悬液接种与培养:多头接种针以及菌液板用高压法灭菌处理,其他配件用乙醇消毒处理;使用前必须确认完全烘干。按照仪器要求将配制好的待测菌悬液和参考菌株菌悬液（1~2μl）接种于各平板,接种后置超净台内直至菌悬液渗入;放置于（36±1）℃、5%±1% CO_2、70%~80%湿度环境中培养20~24小时观察结果。

（5）结果判读:记录结果读取时间,观察细菌生长情况:在适宜的光线下,观察对照培养基上的菌落生长情况,如对照培养基上菌落未生长,则本批试验结果无效;对照培养基上生长良好,则观察含抗生素的培养基上菌落生长状况:接种点内有1个以上菌落或呈菌苔状为生长;接种点内无任何菌落或呈薄雾印迹为无生长。根据WHO西太区淋球菌抗菌药物敏感性的判断标准（表2-5）对待测菌株进行耐药结果判断。

表 2-5　WHO 西太区淋球菌抗菌药物敏感性的判断标准

抗生素 /（mg/L）	敏感（S）	中介（I）	耐药（R）
青霉素	≤0.06	0.12~1	≥2
环丙沙星	≤0.06	0.12~0.5	≥1
大观霉素	≤32	64	≥128
头孢曲松	<0.25	—	—
阿奇霉素	≤0.25	0.5	≥1
头孢克肟	<0.25	—	—

记录结果时先记录参考菌株的 MIC 值,参考菌株 MIC 值在标准 MIC 值范围内或在标准MIC 值 ±1 个浓度梯度范围内表明本次试验有效;参考菌株 MIC 值超出上述范围则表明本次试验无效,需重新测定 MIC 值。参考菌株的 MIC 值范围如表 2-6 所示。

表 2-6　淋球菌参考菌株的 MIC 范围值（WHO 西太区标准）

抗生素 /（mg/L）	WHO 参考菌株					ATCC 49226
	WHO G	WHO K	WHO L	WHO P	WHO J	
青霉素	0.25~1.0（I）	1.0~4.0（R）	1.0~4.0（R）	0.125~0.5（I）	>2（R）	0.25~1.0
头孢克肟	<0.016（S）	0.25~1.0（DS）	0.125~0.5（DS）	<0.016（S）	—	0.004~0.032
头孢曲松	0.004~0.016（S）	0.032~0.125（DS）	0.064~0.25（DS）	0.002~0.008（S）	≤0.03（S）	0.004~0.016
阿奇霉素	0.125~0.5（S）	0.125~0.5（S）	0.25~1.0（I）	1.0~4.0（R）	0.125~0.5（S）	0.5~1
环丙沙星	0.064~0.25（I）	>32（R）	>32（R）	0.002~0.008（S）	4~16（R）	0.001~0.008
大观霉素	8-32（S）	8~32（S）	8~32（S）	8~32（S）	≤64（S）	8~32（S）

注:DS（decreased susceptibility）:低敏,指菌株对广谱头孢菌素类抗生素的敏感性降低

5. 结果报告　能够抑制淋球菌生长的抗生素最低浓度即为该抗生素的最低抑菌浓度，记录 MIC 值，以 mg/L 为单位，并根据 WHO 耐药判定标准进行耐药（R）、低敏（DS）和敏感（S）结果报告。

6. 临床意义　琼脂稀释法是淋球菌药敏检测的"金标准"方法，可以准确测定抗生素的 MIC 值，并可作为其他测定方法的参比法，主要用于我国的淋球菌耐药监测项目。但该方法操作较为耗时烦琐，不用于临床样本的常规检测。

7. 注意事项

（1）抗生素制备时要参考抗生素粉的纯度，计算时要按照实际有效重量进行配制。有些抗生素不稳定（如青霉素），抗生素培养基尽量新鲜配制，配制后尽快使用。

（2）抗生素溶解时，不同抗生素使用的溶剂会有所不同，配制后的保存方式也会不同，如保存温度、是否需要避光等，要按照试剂生产商的说明操作。

（3）培养基中加抗生素时，要保证培养基温度已降至 50℃ 左右，以免高温导致抗生素效价降低。

（4）配制的药敏板一旦凝固，应立即用塑料袋包好并放置于 4℃ 保存，其有效性可维持 2 周。配制药敏板的同时需准备不含抗生素的平板作为阴性对照。

（5）接种菌液前要确保培养基表面干燥，可以将打开培养皿盖的培养基倒置于培养箱中 15~30 分钟预温烘干。

（6）接种时从空白对照培养基开始，从低浓度向高浓度依次接种菌液，全部接种完成后，要再接种一块空白对照培养基，以保证整个试验没有污染。

三、梯度扩散法（E-test）

1. 检测原理　E-test 结合了琼脂稀释法和纸片扩散法特点，由一个含有梯度抗生素的塑料薄条构成。当 E-test 试条被放在一个已涂抹淋球菌的琼脂平皿时，其载体上的抗生素迅速地释放入琼脂介质，从而在试条下方建立了一个抗生素浓度的连续梯度，经过孵育后，即可见一个以测试条为中心的对称的椭圆形抑菌环，抑菌环与测试条交叉点上的浓度示值即为 MIC 值。

2. 检测准备

（1）CO_2 培养箱、麦氏管（McFarland 管）、比浊仪或分光光度计。

（2）GC 基础培养基 +1% 生长添加剂或 10% 的脱纤羊血，MH 肉汤（或无菌生理盐水）。

（3）不同抗生素 E-test 测试条：测试条的一面标有以 µg/ml 为单位的 MIC 判读刻度，测试条柄端用字母代码表示抗生素的种类，测试条的另一面固定有一个预先制备的干燥而稳定的抗生素浓度梯度（比如 0.016~256mg/L），浓度由高到低按照对数梯度递减。

3. 标本采集　临床标本经选择性培养基分离培养后的纯菌落。

4. 检测流程

（1）检测前准备：提前将 E-test 测试条及待接种平板放置于室温中预温 30 分钟。

（2）菌悬液的制备：刮取在非选择性培养基上生长 18~20 小时的培养物，在管壁上充分研磨混悬于 1ml 无菌生理盐水（或 MH 肉汤）中，用比浊仪调菌悬液浓度至 0.5 麦氏单位或用分光光度计调整 OD_{600} 至 0.15 左右（菌液浓度 10^8 CFU/ml）。

（3）菌悬液涂布：用棉拭子蘸取菌悬液，在管壁上略挤干拭子，然后用拭子在培养基表面均匀涂布,涂布后晾置约 10 分钟,使平板表面干燥。

(4)贴条与培养:用镊子将测试条放在已晾干的平板上,一端接触平板后缓慢放下另一端,以保证测试条与琼脂平板紧密接触无气泡,如果有气泡产生,可用镊子轻压测试条表面以驱赶气泡。试条的刻度面应朝上,药物最高浓度应靠平板边缘,试条一旦贴上琼脂表面就不能再移动。一般 90mm 平板可平行贴试纸条 1 条,150mm 平板可放射状贴试纸条 4~5 条。贴条后的平板放置 15 分钟,然后放置于(36±1)℃、5%±1% CO_2、70%~80% 湿度环境中培养 18~24 小时观察结果。

(5)结果判读:记录结果读取时间,观察细菌生长情况:培养后围绕测试条会形成一个椭圆形抑菌圈,抑菌圈与测试条相交处的抗生素浓度示值即为 MIC 值。如果抑菌环与测试条交点位于两个示值之间,则读取高浓度的示值。当淋球菌沿试条生长即无椭圆形抑菌圈时,E-test 值为大于最大浓度(>),当抑菌圈延伸至试条下方,与试条无交点时,E-test 值为小于最小浓度(<)。如果抑菌环形状不规则或抑菌环不明显,导致无法读数,则试验结果无效。

记录结果时先记录参考菌株的 MIC 值,参考菌株 MIC 值在标准 MIC 值范围(表 2-6)内或在标准 MIC 值 ±1 个浓度梯度范围内表明本次试验有效;参考菌株 MIC 值超出上述范围则表明本次试验无效,需重新测定 MIC 值。待测菌株根据 WHO 西太区淋球菌抗菌药物敏感性的判断标准(表 2-5)进行耐药结果判断。

5. 结果报告　记录测试条上 MIC 值,以 mg/L 为单位,并根据耐药判定标准进行耐药(R)、中介(I)和敏感(S)结果报告。

6. 临床意义　由于 E-test 梯度的稳定性与精确性,所测定的 MIC 值与琼脂稀释法比对后证实具有较好的重现性,在性病检测实验室中可以替代琼脂稀释法进行淋球菌药敏测定。

7. 注意事项

(1)培养后培养基上要见到足够的菌落生长以及清晰的抑菌环边缘才可进行读数,菌落太稀少或有污染菌落不可进行读数。

(2)若两边交点的数值之差大于 1 个稀释度以上,则需重复试验。

(3)打开包装的 E-test 试纸条应存储在带干燥剂的密封容器中。

四、微量肉汤稀释法

1. 检测原理　制备含有抗生素梯度浓度的微孔板,加入含有菌株的培养液,经适温培养后,以肉眼观察无细菌生长的微孔中所含的最低药物浓度为 MIC。

2. 检测准备　CO_2 培养箱、麦氏管(McFarland 管)、比浊仪或分光光度计、多通道加样器。含有梯度浓度抗生素的低温冷冻干燥微孔板、M-H 肉汤(或 GC 肉汤、无菌生理盐水)。

3. 标本采集　临床标本经选择性培养基分离培养后的纯菌落。

4. 检测流程

(1)制备菌悬液:刮取在非选择性培养基上生长 18~20 小时的培养物,在管壁上充分研磨混悬于 1ml 无菌生理盐水(或 MH 肉汤)中,用比浊仪调菌悬液浓度至 0.5 麦氏单位或用分光光度计调整 OD_{600} 至 0.15 左右(菌液浓度 $10^8CFU/ml$)。再将菌悬液以 1:200 加入 M-H 肉汤中稀释混匀,制备成 $5×10^5 CFU/ml$ 的工作液备用。

(2)接种:取 100μl 工作液加入每个微孔中(每孔液体总体积为 100μl,总菌量为 $5×10^4CFU$),注意设置空白对照。

（3）孵育：将已接种的微孔板加盖放置于湿盒中，以防水分蒸发。在 35~36℃、5%~10% CO_2 条件下培养 16~20 小时后观察结果。

（4）结果判读：读取无抗生素的对照孔，确定出现明显浑浊；读取无菌株的对照孔，确定液体澄清；然后从低浓度到高浓度逐一比较，以肉眼观察无菌生长孔作为 MIC。

5. 结果报告　能够抑制淋球菌生长的抗生素最低浓度即为该抗生素的最低抑菌浓度，记录 MIC 值，以 mg/L 为单位，并根据 WHO 淋球菌抗菌药物敏感性的判断标准（表 2-5）进行耐药（R）、中介（I）和敏感（S）结果报告。

6. 临床意义　肉汤稀释法快速简便，已广泛用于临床微生物的药敏检测，但淋球菌属于苛养菌，淋球菌药敏检测的肉汤稀释法还处于评估阶段，尚未有商品化检测试剂盒。

7. 注意事项

（1）药敏微孔板应保存在 –20℃，不可反复冻融，否则抗生素的活性会降低。

（2）微量稀释试验存在一个跳孔现象时应读最高的 MIC，出现多个跳孔的药物时需重复测定，不可勉强判定。

（3）对于特殊菌株出现的药敏结果，建议通过琼脂稀释法进行结果复测。

（4）微孔板放置时，叠放不可超过 5 个。

（5）目前还没有淋球菌微量稀释法的判断标准，主要参考 WHO 琼脂稀释法的判断标准。

五、产青霉素酶的淋球菌的检测

淋球菌可通过质粒介导产生青霉素酶（β- 内酰胺酶），使青霉素类抗生素失去活性，这一类淋球菌被称为产青霉素酶淋球菌（PPNG）。常用方法包括头孢硝噻吩显色法、碘量法或纸片酸度法等。

（一）头孢硝噻吩显色法

1. 检测原理　其原理是 β- 内酰胺酶水解其结构上的 β- 内酰胺环，从而使头孢硝噻吩纸片（或滴有头孢硝噻吩水溶液的菌体）颜色由黄变红。

2. 检测准备　头孢硝噻吩纸片（或水溶液），一次性接种环，滤纸 / 载玻片，空培养皿。

3. 标本采集　临床标本经选择性培养基培养后长出的纯菌落。

4. 检测流程

（1）头孢硝噻吩纸片法

1）将头孢硝噻吩纸片放置于空培养皿中，滴加无菌水湿润。

2）用一次性接种环刮取纯培养的新鲜菌落到纸片上。

3）1 分钟后观察纸片颜色。

（2）头孢硝噻吩水溶液法

1）将头孢硝噻吩水溶液直接滴加到培养板的菌落上；或者先滴一滴头孢硝噻吩水溶液到滤纸 / 载玻片上，再用一次性接种环刮取纯培养的新鲜菌落于溶液中。

2）1 分钟后观察菌落颜色。

（3）结果判读：纸片或菌落变为红色为阳性反应，说明有 β- 内酰胺酶产生；纸片或菌落不变色，说明无 β- 内酰胺酶产生。根据上述纸片是否变色，判断是否为 PPNG。

5. 结果报告

（1）PPNG 阳性。

（2）PPNG 阴性。

6. 临床意义　青霉素已不用于我国淋病的治疗,PPNG 的鉴定仅用于我国的淋球菌耐药监测项目。

7. 注意事项　少数产青霉素酶的菌株变色反应较慢,可能会超过 1 分钟。

（二）碘量法

1. 检测原理　β- 内酰胺酶能裂解青霉素的 β- 内酰胺环形成青霉噻唑酸,它与淀粉竞争游离碘,破坏了碘和淀粉的蓝色复合物,使蓝色变为无色。

2. 检测准备

（1）新鲜配制的碘溶液:150μl 100 000U/ml 的青霉素溶液 +1.1ml 碘试剂(1.5mg 碘化钾和 0.3g 碘,用 100ml 0.1mol/L PBS 溶解,棕色小管装好 4℃保存);4g/L 的淀粉溶液。

（2）一次性接种环,滤纸 / 载玻片。

3. 标本采集　临床标本经选择性培养基分离培养后的纯菌落。

4. 检测流程

（1）于滤纸条上滴 50μl 新鲜配制的碘溶液,将一接种环培养物涂在碘溶液上;

（2）再滴加一滴 4g/L 的淀粉溶液;

（3）1~2 分钟后观察颜色变化。

（4）结果判读:如蓝色变成无色即为 β- 内酰胺酶阳性,5 分钟之内颜色无变化则为阴性。每次试验以 WHO E 株作阳性对照,A 株作阴性对照。根据上述纸片是否变色,判断是否为 PPNG。

5. 结果报告

（1）PPNG 阳性。

（2）PPNG 阴性。

6. 临床意义　同"头孢硝噻吩显色法"。

7. 注意事项

（1）碘溶液需在试验前 1 小时内新鲜配制,其中碘试剂需避光保存。

（2）由于青霉素容易分解,配制的青霉素溶液可分装于试管中,在低温(-20℃)冰箱保存。

（3）淀粉液最好新鲜配制,贮存于冰箱不超过 1 周。

（4）少数产青霉素酶的菌株变色反应较慢,可能会超过 1 分钟。

（三）纸片酸度法

1. 检测原理　β- 内酰胺酶能裂解青霉素的 β- 内酰胺环形成青霉噻唑酸,使试剂 pH 降低,指示剂溴甲酚紫颜色由紫变黄。

2. 检测准备

（1）青霉素溶液:100ml 0.05mol/L PBS(pH8.0)+0.2g 溴甲酚紫 +0.5g 无缓冲剂的结晶青霉素。

（2）一次性接种环,滤纸,空白培养皿。

3. 标本采集　临床标本经选择性培养基分离培养后的纯菌落。

4. 检测流程

（1）将滤纸放置于空培养皿中,滴加上述青霉素溶液;

（2）将一接种环培养物涂在滤纸上,涂膜直径约 5mm;

（3）盖好平皿,将滤纸片放置于室温孵育,半小时后观察颜色变化。

（4）结果判读:如蓝色变成黄色即为 β- 内酰胺酶阳性(一般在 10 分钟内能看到),颜色无变化则为阴性。每次试验以 WHO E 株作阳性对照,A 株作阴性对照。根据上述纸片是否变色,判断是否为 PPNG。

5. 结果报告

（1）PPNG 阳性。

（2）PPNG 阴性。

6. 临床意义　同"头孢硝噻吩显色法"。

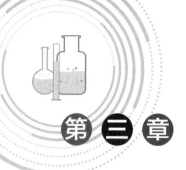

第三章

生殖道沙眼衣原体感染

生殖道沙眼衣原体（*Chlamydia trachomatis*）感染是我国 5 种重点防治的性病之一。2016 年，WHO 估计每年经性传播生殖道沙眼衣原体新发感染数高达 1.27 亿左右，我国 2008—2015 年期间报告发病率年均增长 1.95%。生殖道沙眼衣原体感染主要通过性接触传播，50%~70% 感染者无明显临床症状，如生殖道沙眼衣原体感染未得到及时治疗，可进一步导致女性盆腔炎、子宫内膜炎、异位妊娠、输卵管不育及男性睾丸炎、附睾炎等严重后遗症。

沙眼衣原体是一类严格细胞内寄生、有独特发育周期的原核细胞微生物，生活周期中包括细胞网状体 / 始体（RB）和原体（EB）两个发育型。根据其主要外膜蛋白分为 A~L 不同的血清型，其中 A~C 血清型主要引起眼部感染，D~K 血清型主要引起生殖道感染，L1~L3 血清型主要引起性病性淋巴肉芽肿。

沙眼衣原体感染的实验室检测方法包括核酸检测、细胞培养和抗原检测等病原学检测方法。

第一节　核 酸 检 测

沙眼衣原体的核酸检测方法主要有实时荧光 PCR、链置换扩增技术、转录介导等温扩增技术及基因测序技术等。通过扩增沙眼衣原体的 7.5kb 隐蔽性质粒 DNA、染色体 DNA 或 *23S rRNA*、*16S rRNA* 等靶基因来检测病原体。本节以实时荧光 PCR 法为例进行介绍。

1. 检测原理　实时荧光 PCR 法通过扩增沙眼衣原体 7.5kb 的隐蔽性质粒、染色体 DNA 等靶基因来检测病原体。实时荧光 PCR 法是在 DNA 扩增反应中，以荧光化学物质检测每次 PCR 循环后产物总量。

2. 检测准备　根据《医疗机构临床基因扩增检验实验室工作导则》的要求，核酸扩增检测实验室原则上应当设置以下区域：试剂储存和准备区、标本制备区、扩增区、扩增产物分析区。根据不同的检测区域配备以下材料及设备。

（1）实验消耗品：一次性手套、耐高压处理的离心管、带滤芯加样器吸头、专用工作服和工作鞋等。

（2）仪器设备：实时荧光 PCR 仪、离心机、生物安全柜、水浴锅或加热模块、普通冰箱、低温冰箱、微量加样器、紫外灯及混匀器等。

（3）检测试剂盒：包括 DNA 提取液、PCR 反应液、临界阳性质控品、阴性和阳性质控品及阳性定量参考品等。

3. 标本采集

（1）尿液采集：采集清晨首次尿液或至少禁尿 1 小时后的尿液，用无菌、无防腐剂的塑料器皿收集 10~20ml 前段尿液。

（2）尿道拭子

1）男性：取材前 1 小时内不应排尿，采用男性拭子插入尿道内 2~3cm，以旋转方式轻轻转动并保留 5~10 秒后取出。

2）女性：可用手指自耻骨联合后沿女性尿道走向轻轻按摩尿道，用同男性相似的方法取材。

（3）宫颈拭子：采样时先用生理盐水湿润的扩阴器扩阴，无菌棉拭子清除宫颈口外面的分泌物，再将女性取材拭子插入宫颈管内 1~2cm，稍用力转动，保留 5~10 秒后取出。细胞刷采样，无菌棉拭子清洁宫颈口外表面，然后将细胞刷插入宫颈管内 1~1.5cm，旋转一圈，停留数秒后取出。孕妇不应选择细胞刷采样方法。

（4）肛拭子：将取材拭子插入肛管 2~3cm，接触侧壁 10 秒，从紧靠肛环边的隐窝中采集分泌物。被粪便严重污染的拭子必须丢弃，更换拭子后重新取材。

（5）口咽拭子：用压舌板固定舌头，用拭子越过舌根到咽后壁及扁桃体隐窝、侧壁等处，反复擦拭 3~5 次采集分泌物。

（6）阴道拭子：对青春期前女孩，将取材拭子放置于阴道后穹窿 10~15 秒，采集阴道分泌物。对于处女膜完整的幼女需采用男性拭子，可通过处女膜孔采集阴道标本。

常规阴道拭子采集可用温盐水湿润阴道窥器，轻轻按压子宫，打开窥器，使用试剂盒推荐的采样拭子放置于阴道后穹窿 10~15 秒，采集阴道分泌物。

（7）眼结膜拭子：翻开下眼睑，从眼角向中间轻轻用拭子擦拭下眼结膜表面采集分泌物。

标本采集后按照各试剂说明书的要求进行标本保存。

4. 检测流程　检测流程主要有标本洗脱、提取、扩增和检测。

检测前将所有试剂平衡至室温，充分混匀后，通过瞬时离心将管盖的液滴移除至管中。

（1）标本洗脱和 DNA 提取：主要采用的方法有煮沸法和磁珠法。

1）煮沸法

标本处理：将标本充分洗脱至无菌生理盐水中，离心后弃上清，在沉淀物中加无菌生理盐水后并再次离心后弃上清。

DNA 提取：在沉淀中直接加 DNA 提取液充分混匀，100℃条件下进行 DNA 的裂解。离心后上清待用。

2）磁珠法

标本洗脱：待检测的标本加入适量带有磁珠的标本洗脱液，充分振荡混匀，适宜的温度进行孵育。

DNA 提取：将待测标本管放置于磁珠分离装置中，静置，待磁珠完全吸附于管壁后，吸弃液体，保留磁珠。

DNA 纯化：加入洗涤液洗涤磁珠，充分振荡混匀，将待测标本管放置于磁珠分离装置中，静置，待磁珠完全吸附于管壁后，吸弃液体，保留磁珠。加入扩增检测液至待测标本管中，充分混匀后取混合液作为扩增模板进行 PCR 反应。

（2）质控品处理：阴性、阳性及临界质控品同标本处理方法相同。

（3）加样：取已含有扩增反应液和 Taq 酶的 PCR 反应管，按要求分别加入处理后的标本 DNA 提取液、阴性及阳性质控品的上清液，阳性定量参考品，离心后放置于实时荧光 PCR

仪中。

（4）PCR 扩增及检测：按对应顺序设置阴性质控品、阳性质控品以及待检标本，并根据试剂说明书要求设置样品名称、标记荧光基团种类和循环条件，进行扩增。扩增过程一般包括变性、退火、延伸 3 个步骤，检测主要是采集荧光信号。

（5）结果判读：扩增检测结束后保存检测数据文件。根据分析后图像调节基线的起始值、终止值以及阈值。阈值设定的原则以阈值线刚好超过正常阴性对照扩增曲线的最高点。仪器自动判断测定结果。阴性质控品、阳性质控品、阳性定量参考品均应在有效范围内，否则无效。增长曲线不呈 S 型或循环阈值（cycle threshold，Ct）值大于等于给定值为阴性结果。增长曲线呈 S 型或 Ct 值小于给定值为阳性结果。

5. 结果报告

（1）阳性。

（2）阴性。

6. 临床意义

（1）临床标本中检测到沙眼衣原体 DNA 阳性可作为沙眼衣原体感染的诊断依据。

（2）该检测用于临床判愈时，至少需在疗程完成后 3 周进行。

7. 注意事项

（1）医疗机构应按照《医疗机构临床基因扩增检验实验室管理办法》及《医疗机构临床基因扩增检验实验室工作导则》的要求开展核酸扩增检测工作。

（2）根据使用仪器的功能，各检测区域可适当合并。例如使用实时荧光 PCR 仪，扩增区和扩增产物分析区可合并；采用标本处理、核酸提取及扩增检测为一体的自动化分析仪，则标本制备区、扩增区及扩增产物分析区可合并。实际的检测流程按照试剂说明书要求进行操作。

（3）临床标本的操作，应符合生物安全二级实验室防护设备、个人防护和操作规范的要求。所有废弃物的处理需符合相关的法规要求。

（4）用于扩增的试剂，应避光保存并避免反复冻融；所有试剂在使用前，需在室温下充分混匀后并进行瞬时离心，使管盖及管壁上的液体离心至管底；PCR 反应管反应前需进行瞬时离心。

第二节　细胞培养法

1. 检测原理　沙眼衣原体自身不能产生三磷酸腺苷（ATP），需依赖于宿主细胞提供。某些肿瘤细胞系可作为沙眼衣原体易感细胞，经化学物质处理和离心使衣原体吸附于易感细胞。在适宜的培养条件下，沙眼衣原体以 EB 的形式侵入宿主细胞，被细胞膜包裹形成包涵体。内化的 EB 分化成代谢活跃、体积较大且有分裂能力的 RB，RB 以二分裂的方式增殖并发育为成熟的子代 EB，包涵体逐渐胀大，48~72 小时后包涵体和宿主细胞破裂释放出成熟的 EB，再重新感染易感细胞。培养物经染色后于显微镜下可见包涵体。

2. 检测准备

（1）仪器设备：CO_2 培养箱、倒置显微镜、生物安全柜、细胞培养瓶、细胞培养板、低温冰箱或液氮罐、离心机及水浴锅等。

（2）细胞株:常用的敏感细胞株有 McCoy、HeLa229 或 BHK-21 细胞等。

（3）检测试剂:胰酶 -EDTA 液、标本运输培养基、衣原体生长培养基、衣原体分离培养基、碘染色液、姬姆萨染色液(试剂配置详见附录)及衣原体荧光单克隆抗体试剂(见衣原体荧光法检测)等。

3. 标本采集

（1）细胞培养:支持多种标本类型,包括男性尿道标本、女性宫颈标本、直肠标本、口咽标本、眼结膜等标本,采集方法同核酸检测。

（2）鼻咽部位标本:拭子从鼻孔插入至咽后壁,转动取样。

（3）采集标本洗脱于运送培养基中保存在普通冰箱(2~8℃)内,24 小时内接种,超过 24 小时接种应放置于低温冰箱(–70℃)保存。

4. 检测流程

（1）细胞复苏:将冻存的细胞管放置于 37℃水浴中速溶(1 分钟内),将已复温融化的细胞全部转移至已含有 10ml RPMI 1640 培养液的 15ml 离心管中,$1\,000 \times g$,离心 5 分钟,弃去上清液,加入适量培养液混匀后接种于培养瓶中,接种浓度 1×10^6/ml 左右,37℃,5%CO_2 环境下培养过夜。次日更换生长培养基,观察生长情况,及时传代。

（2）单层细胞制备:根据试验的目的可以选用不同孔的培养板进行试验,以下的步骤以 96 孔培养板为例,其他孔培养板可参照表 3-1 的比例进行调整。提前将已灭菌处理 0.25cm^2 的盖玻片放入培养板孔内,注意观察盖玻片是否平铺于培养板孔中。加入适量的细胞及培养液,37℃、5%CO_2 环境下培养 48 小时,镜下观察细胞的形态及密度,待形成均匀覆盖孔底的单层细胞。

表 3-1　不同规格的培养板的特征

培养器皿	底面积 /cm^2	加培养液量 /ml	可获细胞量
96 孔培养板	0.32	0.1	10^5
24 孔培养板	2	1.0	5×10^5
12 孔培养板	4.5	2.0	10^6
6 孔培养板	9.6	2.5	2.5×10^6

（3）标本接种与感染细胞:将保存于冰箱的标本放置于 37℃水浴中速融。在已接种细胞的培养板孔中加入适量标本,每份标本接种 2 孔。同时每板设有阳性和阴性对照孔。将接种后的培养板放置于 22~35℃、$3\,000 \times g$ 条件下离心 1 小时。去除标本液,每孔加衣原体分离培养基 0.1ml,放置于 37℃、5%CO_2 环境下培养 48 小时,观察结果。试验孔处理:第一孔(放入的盖玻片上)进行碘染色、姬姆萨染色或荧光单抗染色。如第一孔阴性,则第二孔进行盲传,如为阳性,则保存菌种。

（4）染色鉴定:沙眼衣原体培养后可以通过碘染色和姬姆萨染色进行初步鉴定,通过直接免疫荧光法进行确证。

1）碘染色:弃去培养孔中的培养液,每孔加入 0.2ml 甲醇,固定感染细胞 10 分钟,弃去甲醇后加碘染色液染 5~10 分钟。在玻片上滴加 1μl 碘甘油封片,取出盖玻片,将细胞面朝下放在封固液上,显微镜下观察结果。

2)姬姆萨染色:培养孔弃去培养液,每孔加入 0.2ml 甲醇,固定感染细胞 10 分钟,弃去甲醇后加姬姆萨染色液染 30 分钟,在玻片上滴加 1μl 碘甘油封片,取出盖玻片,显微镜下观察结果。

3)直接免疫荧光法:感染细胞用甲醇 / 丙酮固定 10 分钟,弃去甲醇后加荧光标记单克隆抗体,37℃孵育 30 分钟,洗涤数次,取出盖玻片放置于载玻片上,用碱性甘油封片后在荧光显微镜下检查。

(5)结果判读:沙眼衣原体培养阳性时,碘染色镜检可见细胞内深棕色包涵体;姬姆萨染色可见细胞内紫红色包涵体;荧光单抗染色可见苹果绿色荧光的包涵体和原体颗粒。

5. 结果报告

(1)可见沙眼衣原体生长。

(2)未见沙眼衣原体生长。

6. 临床意义　临床标本中见沙眼衣原体生长可作为诊断生殖道沙眼衣原体感染的依据,但培养法灵敏度不高,因此临床标本未见沙眼衣原体生长时不能排除患者有生殖道沙眼衣原体感染。

7. 注意事项

(1)棉拭子含有对衣原体生长有影响的物质,取材后立即将标本洗脱到运输培养基后,弃去拭子。

(2)标本取材后尽快接种,24 小时内不能接种应放置 −70℃冰箱。

(3)尿液、精液标本及服过抗生素和使用阴道制剂的患者标本不宜做衣原体培养。

(4)单层细胞制备时如果细胞生长过密,包涵体染色过暗,则应降低培养中的细胞浓度。

(5)细胞生长稀疏、条束化,不能成片或被污染时,则应重新复苏细胞培养。细胞传代次数超过 5 代不可进行培养实验。

(6)胎牛血清质量对细胞生长影响很大,应选择质量合格的血清。

(7)放线菌酮的浓度对于衣原体生长影响较大,应根据实际情况而定。

第三节　抗原检测法

沙眼衣原体抗原检测方法包括免疫层析法、直接免疫荧光法。

一、免疫层析法

1. 检测原理　标本中衣原体脂多糖抗原与胶体金或乳胶标记的衣原体单克隆抗体结合形成复合物,复合物通过毛细作用发生迁移,与固定有抗衣原体脂多糖的单克隆抗体结合显色。

2. 检测准备　抗原检测试剂盒包括溶液 A 和溶液 B,抗原检测试剂卡。

3. 标本采集　该方法检测的适宜标本一般为宫颈标本和尿道标本,采集方法同实时荧光 PCR 法。

4. 检测流程

(1)使用前请将试剂盒、标本放置于室温复温 30 分钟;

（2）标本管中加入数滴溶液 A,将采样拭子放入含有 A 溶液的标本处理管中,不断旋转并在管壁挤压拭子,使液体挤出,重复多次处理数分钟;

（3）在标本管中继续滴加溶液 B 数滴不断旋转并在管壁挤压拭子,使液体挤出,重复多次,处理数分钟,丢弃拭子;

（4）抗原检测试剂卡标记标本编号,滴加标本提取物于试剂卡的检测窗,静置规定时间后,立即读取结果;

（5）结果判读:同时观察质控线(C)条带与检测线(T)条带,判断待检标本结果。C 线处出现条带表明试验有效;无条带出现,说明试验无效,需重复试验。

5. 结果报告

（1）阳性。

（2）阴性。

6. 临床意义　临床标本沙眼衣原体抗原检测阳性可作为诊断生殖道沙眼衣原体感染的依据,但该方法的敏感性较低,阴性结果不排除患者感染沙眼衣原体。

7. 注意事项

（1）溶液 A 和溶液 B 含有强腐蚀性液体,使用时注意安全,如有溅到皮肤或眼睛内,应立即使用大量清水冲洗。

（2）拭子质量可能对结果有影响,最好用涤纶拭子。

（3）质控线(C)条带显示试验有效,如果质控线没有出现条带,说明试验无效,需重复试验。

（4）检测线的显色速度及强度与标本中衣原体脂多糖(lipopolysaccharide,LPS)抗原量成正比,强阳性在数分钟内即可显色,弱阳性显色较慢且弱,应在规定的时间内判读结果。

二、直接免疫荧光法

1. 检测原理荧光标记的抗沙眼衣原体单克隆抗体与标本中的沙眼衣原体结合,在荧光显微镜下可见绿色荧光的衣原体原体或包涵体。

2. 检测准备

（1）仪器设备:荧光显微镜。

（2）检测试剂盒:包括荧光标记抗沙眼衣原体单克隆抗体、已知沙眼衣原体阳性和阴性对照片、磷酸盐缓冲液、碱性甘油封片剂。

3. 标本采集　该方法检测的适宜标本为宫颈标本和尿道标本,标本采集同实时荧光PCR 法,具体适宜标本参考各试剂说明书的要求。

4. 检测流程

（1）标本片制备:将采集的拭子标本,均匀的涂布在玻片上,自然干燥后,滴加丙酮固定10 分钟。

（2）标本、阴性和阳性对照片各滴加荧光标记抗沙眼衣原体抗体。

（3）放置于湿盒中,37℃孵育 30 分钟。

（4）磷酸盐缓冲液洗涤数次,每次 10 分钟,自然干燥。

（5）滴加碱性甘油后加盖玻片,荧光显微镜下观察结果。

（6）结果判读:参照阴性、阳性对照片结果,观察试验标本。40 × 10 倍镜下发现 10 个及以上单一针尖样绿色荧光的颗粒,判为阳性;每片可见小于 10 个单一针尖样绿色荧光的颗粒,判为可疑;未发现典型发绿色荧光颗粒,仅可见复染红棕色的细胞则为阴性。

5. 结果报告

(1)阳性。

(2)阴性。

6. 临床意义 临床标本沙眼衣原体抗原检测阳性可作为诊断生殖道沙眼衣原体感染的依据,但该方法的敏感性较低,阴性结果不排除患者感染沙眼衣原体。

7. 注意事项

(1)标本采集后立刻制备标本片,制备涂片时拭子轻轻滚动且要涂布均匀。

(2)使用的玻片应清洁,防止杂质引起的假阳性染色。

(3)涂片边缘的浓集染色可能是由于荧光试剂干涸引起,会导致假阳性结果。

第四节 方 法 评 价

沙眼衣原体的实验室诊断技术发展经历 3 个阶段。第一阶段是沙眼衣原体细胞培养,即通过细胞培养来证明衣原体包涵体的存在。第二阶段是非培养阶段,相继建立了酶免疫方法(EIA)、直接免疫荧光法(DFA)和免疫层析法(ICT),直接检测标本中沙眼衣原体抗原。第三阶段是核酸扩增技术(nucleic acid amplification test,NAAT),如荧光 PCR、链置换扩增技术、转录介导等温扩增技术等。

培养法曾经被认为是检测沙眼衣原体感染的“金标准”方法。然而,由于该法检测敏感性较低(50%~80%),且设备和操作技术要求高,标本运输需低温以保持沙眼衣原体的活性,试验周期长(需 3~5 天),标本要求高,因此,仅在专业实验室开展,用于科学研究、抗生素敏感性试验和方法学评价等。目前美国 CDC 在男童性侵和女童的生殖道外部位的感染推荐使用该方法。

抗原检测方法是基于检测衣原体特异性抗原的非培养技术,操作简便快速,包括 ELISA、DFA 和快速免疫层析法。目前国内没有商品化的沙眼衣原体抗原 ELISA 检测试剂。直接免疫荧光法可快速检测临床标本,与培养方法比较,符合率达 85% 以上,该方法在检测女性宫颈标本中一致性高于男性尿道标本。免疫层析法因具有“床边”操作、及时性、无需复杂的设备等优点而被广泛应用,评估结果显示免疫层析法的特异性较高(97%~100%),但其灵敏度较低。各种标本检测的敏感性不同,阴道拭子的敏感性平均为 37%(17.1%~74.2%),宫颈拭子的敏感性平均为 53%(22.7%~87%),尿液的敏感性平均为 63%(49.7%~88.2%)。

最先开发的沙眼衣原体和淋球菌核酸检测技术是直接检测核酸技术(nucleic acid hybridization,NAH),但是 NAH 的方法其敏感性较低。随着核酸扩增技术的出现,这类方法逐步被取代。目前所有美国 FDA 批准的商品化核酸扩增检测产品均可适用于男性的尿液和尿道拭子,女性的宫颈分泌物、阴道分泌物及尿液。该方法应用于女性宫颈拭子、阴道拭子和尿液敏感性达 90% 以上,特异性达 99% 以上;应用于男性尿液敏感性达 95% 以上,特异性达 99% 以上。国内的实时荧光 PCR 检测敏感性为 88.89%~100%,特异性为 97.59%~100%;但国内实时荧光 PCR 检测目前适用的标本主要为男性尿道拭子和女性宫颈拭子,尚不能应用于无创性标本(男性尿液、女性阴道拭子及女性尿液)的检测。国内外所有的核酸检测试剂目前对生殖道外的标本如直肠和咽部拭子均未被批准应用,因此建议在生殖道外部位检测出阳性的标本时,仍需要进一步的试验排除假阳性。

每个沙眼衣原体含有7~10个拷贝的隐蔽性质粒DNA,1个染色体DNA,因此应用隐蔽性质粒DNA的检测敏感性较染色体DNA高。然而,2006年瑞典发现了一种新型沙眼衣原体变异株:沙眼衣原体隐蔽性质粒发生377bp碱基缺失。由于该区域的缺失,导致以隐蔽性质粒DNA区域作为扩增靶基因的某厂商核酸扩增试剂的漏检。至2007年,新型沙眼衣原体变异株在瑞典的广泛流行,流行率达到沙眼衣原体感染病例的20%~65%。之后,欧洲的丹麦、法国、爱尔兰和挪威的调查也先后发现该变异株,且感染病例与瑞典病例有流行病学联系。同时英国发现了无质粒型沙眼衣原体感染,且阿奇霉素治疗失败。这种质粒缺失或无质粒型沙眼衣原体的漏检,导致其相对于野生型沙眼衣原体具有一种选择优势。因其不能及时被发现和治疗而造成持续性感染与更广泛的传播。后来新研发试剂盒选择隐蔽质粒为靶基因的同时,增加了另一对位于染色体DNA的一段保守序列引物,以此保证能够检测出瑞典的沙眼衣原体新变种,从而控制了该变异株的广泛传播。

血清学试验对泌尿生殖道沙眼衣原体检测的敏感性和特异性不高,目前不推荐应用于急性无并发症的泌尿生殖道的感染诊断和筛查。在许多患者中,仅有侵入性沙眼衣原体才可以导致产生的抗体水平达到可检测的量,抗体水平可以保持许多年,但个体差异较大。

第五节　检　测　策　略

鉴于50%男性和70%女性感染沙眼衣原体后表现为无症状感染,建议对性病门诊就诊者、育龄期女性、有高危性行为的人群等进行筛查。核酸扩增技术具有敏感性高、特异性强以及高通量的优点,可用于生殖道沙眼衣原体感染的筛查与检测。而对于有临床感染症状的人群,快速抗原检测方法快速简便,可及时为临床诊断提供依据。因其敏感性较低,即检测阳性低,假阴性高,所以阴性结果不能完全排除感染,有条件开展核酸检测的实验室,建议对阴性的标本采用核酸检测进行复检(图3-1)。

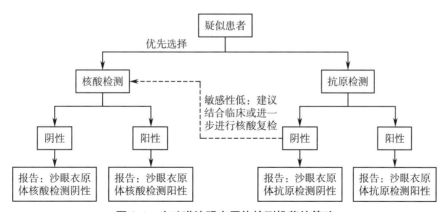

图3-1　生殖道沙眼衣原体检测推荐的策略

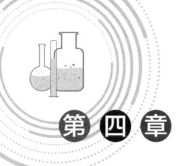

第四章

生殖器疱疹

生殖器疱疹是由单纯疱疹病毒(herpes simplex virus,HSV)感染生殖器与肛门及其周围部位皮肤黏膜,以疼痛性水疱及浅表溃疡为主要特征的一种慢性复发性性传播疾病。全国105个国家级性病监测点报告生殖器疱疹发病率从2008年的8.3/10万下降到2017年的6.14/10万,然而,女性发病率表现为上升趋势,由5.96/10万上升至6.03/10万。

HSV为双链DNA病毒,基因组DNA长约150kb,病毒核壳由脂质糖蛋白包裹,具有嗜神经组织特性。根据单纯疱疹病毒包膜糖蛋白G(gG)的特异性抗原决定簇gG-1和gG-2,将单纯疱疹病毒分为HSV-1和HSV-2两种血清型,其基因组同源序列约为50%。HSV-1主要通过直接接触引起上半身皮肤和黏膜疱疹,包括口唇、咽和眼部等,少数可侵犯生殖器部位;HSV-2主要通过性接触引起生殖器疱疹,也可发生口腔及其周围感染。

生殖器疱疹的实验室检测方法包括病原学检测(细胞培养、抗原检测、核酸检测)和抗体检测。

第一节 病原学检测

一、细胞培养法

1. 检测原理 HSV为细胞内寄生物,可在易感细胞系中生长。因此,通过体外细胞培养法可分离检测到HSV。根据HSV感染细胞产生的特征性细胞病变(cytopathic effect,CPE),能初步确定HSV感染,经荧光单克隆染色后可鉴定HSV及其型别。

2. 检测准备

(1) CO_2培养箱、倒置显微镜、离心机、培养瓶、培养板。

(2) 常用的敏感细胞株有非洲绿猴肾细胞(Vero)、宫颈癌细胞(Hela)、乳地鼠肾细胞(BHK)等。

(3) 生长培养基、维持培养基、标本运送液。

3. 标本采集

(1) 疱液:用1ml注射器和0.5mm口径针头从成熟水疱或脓疱中抽取疱液,注入标本运送液中;或者刺破水疱后用棉拭子或涤纶拭子取样,洗脱于标本运送液中。

(2) 溃疡组织液:用干纱布或拭子去除溃疡表面的痂皮或污物,再用棉拭子从溃疡基底部,尤其是边缘部位采集组织渗出液,洗脱于标本运送液中。

(3) 宫颈皮损:在宫颈可疑损害部位可用棉拭子或刮匙反复擦拭、刮取宫颈黏膜组织,洗脱于标本运送液中。

4. 检测流程

（1）制备单层细胞：在 24 孔培养板中待细胞长成单层后备用。

（2）标本接种：取 0.2ml 标本运送液接种于单层细胞中，放置于 5%CO_2、37℃环境中培养 1~2 小时，吸去标本运送液，加入维持培养基，继续培养 3~7 天。

（3）CPE 观察：接种标本后，每天观察。

（4）病毒传代：至少 50% 以上细胞出现 CPE 后，收集培养物，再次接种至新鲜细胞中。

（5）鉴定和分型：50% 以上细胞出现 CPE 后，收集感染细胞及培养物，离心后弃上清。将沉淀物重新混悬于培养基中，涂片后用单克隆抗体免疫荧光试验进行鉴定和分型（参见"抗原检测法"）。

（6）结果判读：观察 CPE：连续观察 7 天。细胞一般 2~4 天出现病变，表现为细胞变圆、肿胀和气球样变，可见融合细胞和多核巨细胞，可初步判定 HSV 培养阳性。

0 为无 CPE；

1+：25% 以下的细胞出现 CPE；

2+：25%~49% 的细胞出现 CPE；

3+：50%~74% 的细胞出现 CPE；

4+：75% 以上的细胞出现 CPE；

出现上述 CPE（1+~4+）时初步表明病毒培养阳性，用直接免疫荧光法鉴定后，同时报告相应的 HSV 型别。

5. 结果报告

（1）可见 HSV 生长（HSV 型别）。

（2）未见 HSV 生长。

6. 临床意义　病毒培养是 HSV 检测的"金标准"，病毒分离鉴定特异性强，且可进行分型，是生殖器疱疹病例确诊的依据。早期水疱型皮损病毒培养阳性率达 90% 以上，但在复发性生殖器疱疹溃疡或溃疡结痂期，本法敏感性下降至 20%~70%。

7. 注意事项

（1）选择敏感细胞系，且细胞应为活力强的幼龄细胞。

（2）取材时不应用消毒剂、润滑剂。标本接种时，注意无菌操作，避免细菌和真菌污染。

（3）水疱性皮损应尽量取水疱液或脓疱液进行接种培养，非水疱性皮损应尽量采集基底细胞。

（4）标本取材后尽快接种，24 小时内不能接种应放置 –70℃。

（5）其他疱疹病毒如水痘 - 带状疱疹病毒感染等也可引起类似的 CPE，因此需要进一步鉴定。

（6）CPE 出现的时间：50% 以上的阳性标本 CPE 出现在接种后 24~48 小时，80%~90% 的 CPE 出现在接种后的 3~4 天，95% 以上在 7 天内出现 CPE，仅有 5% 左右的标本需 7 天以上才出现 CPE。

二、抗原检测法

抗原检测法采用直接免疫荧光试验。

1. 检测原理　将标记有 FITC 荧光素的抗 HSV 单克隆抗体与标本中的 HSV 抗原结合，

形成有荧光的抗原 - 抗体复合物,通过荧光显微镜观察结果。

2. 检测准备

(1)荧光显微镜

(2)荧光 HSV 单克隆抗体、磷酸盐缓冲液。

3. 标本采集

(1)细胞培养标本:收集细胞培养 CPE 的细胞。

(2)病损标本:采集病损部位基底部细胞。

4. 检测流程

(1)固定:将细胞涂片自然干燥后,放置于冷丙酮(–20℃)或甲醇固定标本 10 分钟。

(2)洗涤:PBS 洗涤 3 次,37℃或自然干燥。

(3)染色:双份标本分别滴加 HSV-1 和 HSV-2 荧光抗体工作液,放置于 37℃湿盒中 30 分钟。

(4)洗涤:PBS 洗涤 3 次,再用双蒸水洗涤 1 次,37℃或自然干燥。

(5)封片镜检:封片液(90% 甘油 +10%PBS)1 滴封片后在荧光显微镜下观察结果。

(6)结果判读:观察阴性、阳性对照试验结果是否正常,判读结果有效性。

标本 HSV 抗原阳性时,上皮细胞的细胞质和细胞核内可见亮绿荧光;而阴性时,上皮细胞则复染成橙红或暗红色,无亮绿色荧光。

5. 结果报告

(1)阳性(HSV1 或 HSV2)。

(2)阴性。

6. 临床意义 免疫荧光法的敏感性是病毒分离培养法的 70%~90%,是临床病例确诊的依据。但阴性结果不能完全排除 HSV 感染,检测结果应与临床表现及病史相结合。

7. 注意事项

(1)荧光染色每批试验应有阴性、阳性对照,注意排除假阳性现象。

(2)选择特异性好、质量可靠的单克隆抗体。

(3)取材时应尽量采集基底层细胞。

三、ELISA

1. 检测原理 将 HSV 特异性单克隆抗体包被在酶标板微孔中,捕获标本中的 HSV 抗原,形成抗原抗体复合物,再与酶标记的二抗结合,通过酶联显色反应检测。

2. 检测准备

(1)仪器:酶标仪、洗板机、恒温培养箱。

(2)试剂盒:标本运送液、酶结合物、洗涤液、底物、反应终止液、反应板、阳性对照、阴性对照。

3. 标本采集 同"细胞培养法"。

4. 检测流程

(1)加样:在酶标板微孔中加入待检标本。每次试验应设置阳性对照和阴性对照。

(2)加酶结合物:加酶标记结合物,放置于 35~37℃,湿盒内孵育。

(3)显色:洗板后,每孔加底物,放置于 35~37℃,湿盒内反应。

（4）终止:加终止液,在酶标仪上读取 OD 值。

（5）结果判读:根据阳性、阴性 OD 值计算设定 Cut-off 值。标本 OD 值大于或等于 Cut-off 值判断为阳性,标本 OD 值小于 Cut-off 值判断为阴性。

5. 结果报告

（1）阳性。

（2）阴性。

6. 临床意义　同"抗原检测法"。

7. 注意事项

（1）每次试验的阳性、阴性对照的 OD 值应在规定的数值范围内。

（2）采样部位应正确,并尽可能多取样本。

（3）不同批号试剂禁止混用。

四、核酸检测

1. 检测原理　以实时荧光 PCR 为例,用一对 HSV-1 型或 HSV-2 型特异引物和一条 HSV-1 型或 HSV-2 型特异性荧光探针,配以聚合酶链反应反应液、耐热 DNA 聚合酶（Taq 酶）、核苷酸单体（dNTPs）等成分,体外聚合酶链扩增 HSV-1 型或 HSV-2 型 DNA,通过荧光探针报告扩增结果。

2. 检测准备

（1）仪器:荧光 PCR 仪、高速离心机、加热器等主要仪器。

（2）试剂盒:DNA 提取液、PCR 反应液、Taq 酶系、阴性质控品、临界阳性质控品、强阳性质控品、阳性定量参考品等。

3. 标本采集

（1）女性尿道分泌物:用无菌生理盐水棉球洗净尿道口,再用无菌棉拭子插入尿道约 2cm,捻动拭子采集分泌物。

（2）男性尿道分泌物:将男用尿道拭子伸入尿道内 2~4cm,捻动数圈停留 10 秒后取出。

（3）红斑及丘疹等病损取材:先用一拭子清除局部污物,再用另一拭子反复擦拭红斑丘疹部位,取皮肤黏膜上皮细胞或取痂皮及痂下组织液。

（4）其他:标本采集同"细胞培养法"。

4. 检测流程

（1）将待检标本充分洗脱至无菌生理盐水中,12 000 转 / 分钟离心 5 分钟。

（2）DNA 提取:沉淀直接加 DNA 提取液充分混匀,沸水浴 10 分钟,转至 4℃静置。12 000 转 / 分钟离心 5 分钟,取上清液备用。阴性、阳性对照质控标准品加 DNA 提取液混匀,沸水浴 10 分钟后同上处理。

（3）加样:PCR 反应管分别按要求加入处理后样品、阴性、阳性质控标准品,离心数秒。

（4）PCR 扩增:将各反应管放入荧光 PCR 仪,按对应顺序设置阴性质控标准品、阳性质控标准品以及待检标本,并设置样品名称、标记荧光基团种类和循环条件。根据不同的仪器设置扩增条件和阈值。

（5）结果判读:反应结束后保存检测数据文件。根据试剂盒要求分析图像调节基线起始、终止值以及阈值,仪器自动判断测定结果。阴性质控品、阳性质控品、阳性定量参考品均应在有效范围内,否则无效。增长曲线不呈 S 型或 Ct 值大于等于给定值为阴性结果,增长曲线呈 S 型或 Ct 值小于给定值为阳性结果。

5. 结果报告

(1) 阳性(HSV-1 型或 HSV-2 型)。

(2) 阴性。

6. 临床意义　实时荧光 PCR 具有较高的敏感性和特异性,是生殖器疱疹确诊的依据;对于生殖器溃疡和皮损等非典型症状的检测有较高的敏感性,可同时进行分型鉴定。

7. 注意事项

(1) 开展核酸检测的实验室应通过有关部门考核取得开展临床核酸检测技术资格证。

(2) 选择使用经过国家食品药品监督管理总局批准的试剂盒。

(3) 提取的 DNA 可于 −20℃保存 6 个月。

(4) 样本中存在抑制物时可导致假阴性结果。

第二节　血清学检测

血清学检测方法为 ELISA。

1. 检测原理　将型特异性的 HSV 抗原包被在酶标板微孔中,将待测稀释血清标本加入微孔,捕获血清标本中的 HSV 抗体,形成抗原抗体复合物,再与辣根过氧化物酶标记的抗人 IgG/IgM 抗体结合,加入酶底物反应,通过显色反应检测人血清中的不同型别的抗体。

2. 检测准备

(1) 仪器:酶标仪、洗板机、恒温培养箱。

(2) 试剂盒:血清稀释液、酶标记结合物、浓缩洗液、底物、终止液、酶标板、阳性对照、阴性对照。

3. 标本采集　用不含抗凝剂的真空采血管抽取静脉血,室温下自然放置 1~2 小时,待血液凝固、血块收缩后再用 1 500~3 000 转 / 分钟离心 15 分钟,吸出上层血清,备用。

4. 检测流程

(1) 标本稀释:取标本加入稀释液,进行稀释。

(2) 加样:取已稀释的标本加入酶标板微孔中,温箱孵育。

(3) 加酶结合物:洗板后,加酶标记结合物,温箱孵育。

(4) 显色:洗板后,加底物,温箱孵育。

(5) 终止:加终止液,酶标仪读取 OD 值。

(6) 结果判读:根据阳性、阴性 OD 值计算设定 Cut-off 值,判断结果。标本 OD 值大于或等于 Cut-off 值为阳性,标本 OD 值小于 Cut-off 值为阴性。

5. 结果报告

(1) 阳性(HSV-1 抗体或 HSV-2 抗体)。

(2) 阴性。

6. 临床意义

(1) HSV 型特异性血清抗体检测对于生殖器疱疹具有辅助诊断参考意义。

(2) 筛查无症状感染者,用于患者性伴的 HSV 感染状况的判断。

（3）HSV 感染的血清流行病学调查。

（4）用于特殊门诊就诊患者的筛查,如生殖医学、妇产科(孕前和产前筛查,减少新生儿疱疹感染)以及器官移植等门诊。

7. 注意事项

（1）严重的黄疸、脂血、溶血可以干扰检测结果。

（2）应选择针对 HSV 包膜糖蛋白 G(gG)的型特异性抗原决定簇 gG-1 和 gG-2 的试剂盒,否则 HSV-1 型和 2 型之间有较高的交叉反应。

第三节　方　法　评　价

细胞培养法是 HSV 检测的"金标准",特异性强,且可进行分型,是生殖器疱疹确诊的依据。培养方法的敏感性易受取材部位和发病时间及实验室条件等影响,早期水疱型皮损病毒培养阳性率达 90% 以上,但在复发性生殖器疱疹患者及非水疱脓疱性病损中,敏感性下降至 20%~70%。由于培养方法操作复杂且技术要求高,临床上多用于科学研究及方法学评价等。

实时荧光 PCR 检测的敏感性高,相比培养法可增加检出率 11%~71%,具有高灵敏度和特异性,且能区分 HSV-1 型和 HSV-2 型,更适合临床标本检测。但检测成本较高,实验要求也高,仪器设备昂贵。

免疫学方法检测 HSV 抗原是快速检测方法之一,ELISA 的敏感性是病毒分离培养法的 85%~95%,特异性在 95% 以上,对诊断 HSV 活动性感染具有重要的临床意义。

血清学检测方法有 ELISA 和 CLIA,但是国内外不同厂家的试剂检测敏感性和特异性的差异非常大,应选择针对 HSVgG 的型特异性抗原决定簇 gG-1 和 gG-2 的试剂盒。

第四节　检　测　策　略

对有临床症状者,HSV 分离培养、抗原检测、实时荧光 PCR 法等进行病原学检测是生殖器疱疹确诊的依据;而对于无皮损者(亚临床感染)或生殖器疱疹患者的性伴,血清学试验是筛查 HSV 感染的最适手段,但不能作为生殖器疱疹的诊断依据。

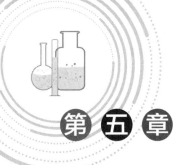

第五章

尖锐湿疣

尖锐湿疣是由人乳头瘤病毒（human papillomavirus，HPV）感染引起的以皮肤黏膜良性增生性皮损为表现的性传播疾病，主要侵犯生殖器、会阴和肛门等部位。大多发生于18~50岁的性活跃人群。感染后，经过1~8个月的潜伏期后发病。人群中HPV感染率为10%~20%，但是仅有1%出现临床症状。典型皮损为生殖器或肛周等潮湿部位出现丘疹、乳头状、菜花状或鸡冠状肉质赘生物，表面粗糙角化。

HPV是一种小DNA病毒，目前发现的HPV型别有200多型，其中30多型常引起肛门、生殖器部位的黏膜感染。依据致癌性的相对强弱，将不同型别的HPV分为低危型和高危型。尖锐湿疣多由HPV-6、HPV-11等低危型引起，少数由高危型引起；而宫颈癌与HPV-16、18等高危型有关。HPV主要通过阴交、口交和肛交等密切接触传播，感染孕妇也可经产道将HPV传染给婴儿。大多数HPV感染是不持久的，人体免疫系统能逐渐将感染的HPV清除，仅5%~10%的HPV感染会变成持久性感染。

尖锐湿疣的实验室检测方法主要有核酸检测（如实时荧光PCR法、反向斑点杂交法等）和病理学检查。

第一节　核　酸　检　测

一、实时荧光PCR

1. 检测原理　根据不同型别的核酸保守区设计特异性引物与特异性探针，检测不同型别HPV；或设计通用引物与通用探针，可同时检测数个型别HPV。

2. 检测准备

（1）仪器设备：荧光PCR仪、高速离心机、移液器、滤芯吸头、离心管、钝刀、棉拭子等。

（2）HPV荧光PCR试剂盒：包含核酸提取液、PCR反应液、阴性对照、阳性对照、内标等。

3. 标本采集

（1）组织表面刮取物：在HPV感染的可疑部位，用钝刀刮取疣体或可疑感染部位表面，收集刮取物。

（2）病理组织样本：用手术刀（剪）切（剪）取小块病变组织，收集备用。

（3）宫颈分泌物：先以窥阴器暴露宫颈，用拭子将宫颈口过多的分泌物擦去，再用另一拭子插入宫颈1~2cm，旋转并停留10~15秒后取出。

（4）阴道分泌物：用拭子于阴道后穹隆处，旋转并停留20~30秒后取出。

（5）男性尿道分泌物：用一根生理盐水浸润的拭子插入尿道2~3cm，旋转并停留10~15

秒后取出。

上述采集的拭子标本充分洗脱于灭菌生理盐水中,病理组织经匀浆器研磨成组织匀浆后加入灭菌生理盐水,可立即用于检测,或 2~8℃保存(不超过 24 小时),长期保存需要放置于 –20℃以下。标本采用冰壶或泡沫箱加冰运输。

4. 检测流程

(1)试剂的准备:取出试剂盒中的各组分,室温放置,待其温度平衡至室温,混匀后备用。根据待测样本、阴性对照、阳性对照的数量,制成一定量的 PCR 反应液。

(2)标本的处理:样本洗脱液 12 000 转 / 分钟离心数分钟,弃去上清。加入 DNA 提取液,充分混匀,室温放置数分钟后,12 000 转 / 分钟离心数分钟备用。

(3)PCR 扩增:将待测样本、内标样本及阴性对照、阳性对照等样本分别加入 PCR 反应管中,根据不同的试剂和仪器,选择相应的荧光通道检测 HPV 和内标,并设定、运行反应程序。

(4)结果判读:仪器运行结束后,根据分析图像调节基线和阈值,自动分析判读结果。阴性、阳性质控品的测定值在试剂盒规定的范围内,表明本次实验有效;否则,本次实验无效。

5. 结果报告

(1)HPV 不分型别检测报告:

1)阳性。

2)阴性。

(2)HPV 分型别检测报告:

1)阳性(HPV- 某型别 1/ 某型别 2 等)。

2)阴性(HPV- 某型别 1/ 某型别 2 等)。

6. 临床意义

(1)直接检测标本中 HPV-DNA 特异性片段,是目前检测 HPV 感染高敏感性的方法。HPV-6、HPV-11 等低危型是引起尖锐湿疣的主要型别,检测阳性者结合临床症状和流行病学史,可以确诊尖锐湿疣。

(2)由于大量人群感染 HPV 后不发病,且其他疾病也能检测出 HPV 核酸,故仅仅HPV-DNA 检测阳性,但无临床症状 / 病史时,不可诊断为尖锐湿疣。

(3)目前已发现 200 多种 HPV 型别,当检测的型别阴性时,不能排除其他型别的存在。

7. 注意事项

(1)内标阴性时,表明所获取的标本不足,所提取的 DNA 的量不足或标本中含有影响检测的抑制物,应重新测定。

(2)样本采集后放入适当保存液中 –20℃冰箱保存,并在 2 个星期内进行检测。

(3)尖锐湿疣可由多种 HPV 型别引起,检测 HPV-6、HPV-11 阴性时应考虑其他 HPV型别所致。

二、反向斑点杂交法

1. 检测原理 先将 HPV 型特异性探针分别点到硝酸纤维素膜或尼龙膜上。生物素标记的通用引物扩增 HPV 基因组中的目的基因后,双链 DNA 扩增产物经变性后与固定于膜上的探针进行杂交,待检样本中具有同源序列的 HPV 基因与特异性的探针结合,形成含生物素标记物的 HPV 基因与探针结合物,再与亲和素标记的酶结合,在酶催化底物的显色反应下显出杂交信号,根据探针上产生的斑点判断相应的 HPV 型别。

2. 检测准备

(1)仪器设备:普通 PCR 仪、高速离心机、加热仪、移液器、滤芯吸头、离心管、钝刀、棉拭子等。

(2)试剂:PCR 扩增试剂,阴性质控品、阳性质控品。裂解液、探针杂交膜、洗液、底物、显色液。

3. 标本采集 同"实时荧光 PCR"。

4. 检测流程

(1)试剂的准备:取出试剂盒中的各组分,室温放置,待其温度平衡至室温,混匀后备用。根据待测样本、阴性对照、阳性对照的数量,按比例取相应量的 PCR 扩增试剂,充分混匀成 PCR- 混合液。

(2)标本的处理:同"实时荧光 PCR"。

(3)PCR 扩增:同"实时荧光 PCR"。反应完毕后,反应管中的 PCR 产物用于膜杂交。

(4)膜杂交:取离心管数个,分别放入标有患者编号的膜条,加入杂交缓冲液及所有对应的 PCR 产物,加盖(不可过紧,以免加热时爆开)。将离心管放入沸水浴中变性数分钟,取出拧紧盖子,放入杂交箱在一定温度下杂交数小时。阴性质控品和阳性质控品同步进行。

(5)洗膜:取出膜条,转移至装有预热洗涤液的管中,轻摇洗涤数分钟,弃去。

(6)显色:孵育液室温轻摇浸泡膜条数十分钟,弃去孵育液;用洗涤液洗涤数次;将膜条浸泡于新鲜配制的显色液中避光显色数十分钟后观察结果。

(7)结果判读:试验有效性判断:阴性质控品的杂交膜条除内控位点有蓝色斑点外,其他位点均无显色,否则有可能是发生污染。阳性质控品必须在相应的 HPV 基因型位点及内控位点出现显色信号,否则说明试验失败,提示 PCR 扩增或杂交失败。

根据膜条上蓝色斑点显现的位置,读取相应位置上标注的基因型信息:仅一个基因型位点出现蓝色斑点,则为相应基因型的单一感染;多个基因型位点出现蓝色斑点,则为相应基因型的混合感染。

5. 结果报告

(1)阳性(HPV- 某型别 / 某型别)。

(2)阴性(HPV- 某型别 / 某型别)。

6. 临床意义 同"实时荧光 PCR"。

7. 注意事项

(1)膜杂交、洗膜、显色等操作,应严格分区进行,避免交叉污染。

(2)临床样本检测结果若只有内控位点显色而其他位点均无色,表明被检样本中未感染 HPV,或感染了本试剂盒检测范围之外的 HPV,或病毒拷贝数低于本试剂盒检出限。

(3)其他:同"实时荧光 PCR"。

第二节 病理学检查

1. 检测原理 HPV 感染后形成的疣状皮损,其细胞结构和排列会改变,主要表现为乳头瘤样增生、表皮角化不全、棘层肥厚、真皮浅层炎细胞浸润、表皮内空泡化细胞等。

2. 检测准备

（1）仪器：脱水机、包埋机、切片机等。

（2）试剂：乙醇（70%、80%、95%）、无水乙醇、病理石蜡、二甲苯、苏木素染液、5%伊红、盐酸、中性树胶等。

3. 标本采集　采用手术或剪除法切取病变组织，立即放入盛有10%中性福尔马林小瓶中固定。

4. 检测流程

（1）脱水：将病理组织置入70%、80%、95%乙醇及无水乙醇中各45~60分钟。

（2）透明：置入二甲苯中透明1~1.5小时。

（3）浸蜡：将病理块置入石蜡液中2~3小时。

（4）包埋：将准备好的热石蜡注入蜡模中，待底面石蜡稍凝固，再按一定方向将病理块放在蜡模中央，待凝固。

（5）切片：用切片机切片。

（6）裱片：将切片贴在洁净载玻片上。

（7）烤片：切片置入72℃左右烤箱中1~2小时。

（8）脱蜡：置入二甲苯中脱蜡10~15分钟。

（9）脱二甲苯：依次置入100%、95%、80%乙醇中各1~2分钟，再水洗。

（10）染色：置入苏木素液中染色8~15分钟。

（11）洗片：用自来水冲洗15分钟以上。

（12）分化：置入盐酸中分化1~2分钟，水洗。

（13）染细胞质：置入5%伊红染色1~3分钟。

（14）脱水：置入95%乙醇、无水乙醇中各3~5分钟。

（15）透明：置入二甲苯乙醇混合液中3~5分钟透明和吸水，再置入二甲苯液中透明。

（16）封片镜检：将玻片上多余二甲苯擦掉，迅速滴1滴树胶液，加盖玻片，镜检。

（17）结果判读：尖锐湿疣的病理组织切片经苏木素伊红染色，细胞核呈现深蓝色、细胞质红色，镜下可见乳头瘤或疣状增生、角化过度、片状角化不全、表皮棘层肥厚、基底细胞增生、真皮浅层血管扩张，并有淋巴细胞为主的炎细胞浸润。在表皮浅层可见呈灶状、片状及散在分布的空泡化细胞，该细胞体大、核深染，核周可见程度不同的空泡化改变，轻者核周仅有空泡化的晕环，重者整个细胞质均发生空泡化改变，细胞质内可有丝网状或絮状改变。

5. 结果报告　根据上述特征性的病理组织像进行描述报告。

6. 临床意义

（1）特征性病理组织像可作为明确诊断尖锐湿疣的重要依据。

（2）如在病理组织切片中未见空泡化细胞，仅见片状角化不全或表皮乳头瘤样增生时，并不能排除尖锐湿疣。

7. 注意事项　必要时应多处取材或连续切片直到查见特征性病理改变，结合临床症状再进一步诊断。

第三节　方　法　评　价

目前尖锐湿疣的实验室检测方法主要有两类，一是 HPV 感染的直接证据，检查病变标本中是否含有 HPV 病毒存在，如核酸检测；二是检查 HPV 感染的间接证据，如醋酸白试验、病理学检查等。核酸检测中应用较为广泛的是实时荧光 PCR。该法具有快速、简便、准确、敏感的优点，且适用于多种样本类型，成本相对较低，在严格进行质量控制的情况下，是临床上 HPV 检测的一种理想方法。但其缺点在于一次试验所测定的 HPV 型别较少，HPV 分型检测需要进行多管 PCR 反应。

反向斑点杂交技术可检测多种 HPV 型别，仅需要少量 PCR 产物。该方法具有敏感性高，特异性强的特点，且一次可检测 20 余种 HPV 型别。因此，该方法不仅用于尖锐湿疣的病原学诊断，还可以用于分子流行病学研究。通过对 HPV 基因分型检测，可对不同 HPV 型别感染与尖锐湿疣的关系进一步深入研究，也可以指导 HPV 疫苗的研究及临床应用。缺点是 PCR 扩增后，需要手工进行杂交操作，需反复冲洗，操作麻烦，存在交叉污染的可能性，所以必须分区进行操作。

杂交捕获技术是在国外开发及上市较早的检测技术，主要用于宫颈癌的筛查和随访。该技术通过 2 组探针鉴别高危型或低危型感染，但不能基因分型。原位杂交技术是在适宜的条件下，含有特异性序列、经过标记的单链核酸即探针，与组织细胞中互补的核酸单链即靶核苷酸发生杂交，再以放射自显影或组织化学方法对标记的探针进行检测，从而在组织细胞中原位检测特异性核酸分子的技术。该方法耗费人力，且操作过程复杂，缺乏正常对照，不适合于流行病学研究和疾病诊断，只适合于 HPV 相关的细胞和病理学研究。HPV 的核酸检测方法还有很多种，如酶切信号放大、转录介导的扩增技术、流式荧光杂交法等，这些方法各有优缺点，可依据试剂的适用范围选择使用。

组织病理学是通过病变组织的病理性改变进行尖锐湿疣诊断。该法敏感性较低，需要切取病变组织检查，损伤较大，但诊断尖锐湿疣的特异性高，同时可观察 HPV 感染后的组织病理改变。

第四节　检　测　策　略

通过流行病学史和典型的临床表现即可诊断临床诊断尖锐湿疣病例，但确诊病例需要结合实验室检测结果，包括核酸检测或病理学检查。

实时荧光 PCR、反向斑点杂交法等核酸检测技术还可用于 HPV 感染筛查、高危型与低危型鉴别、癌变风险评估以及分析流行病学研究。

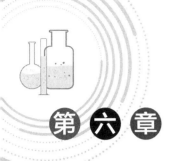

第六章

人类免疫缺陷病毒感染

获得性免疫缺陷综合征（acquired immunodeficiency syndrome，AIDS），即艾滋病，是由人类免疫缺陷病毒（HIV）感染引起的，以人体 CD4$^+$T 淋巴细胞减少为特征的进行性免疫功能缺陷，危害性极大。HIV 最常见的传播途径是性接触传播，也可通过血液传播和母婴传播。截至 2017 年，全球现存活 3 690 万 HIV 感染者，我国 2018 年的现存活 HIV 感染者估计数为 125 万人，全人群感染率为 0.9/10 万。

HIV 有 HIV-1 和 HIV-2 两个型别，其中 HIV-1 毒力强于 HIV-2，且在全球广泛分布。HIV 在体外生存能力极差，抵抗力较低，对 75% 乙醇、0.2% 次氯酸钠等消毒剂敏感，但对紫外线有较强抵抗力。

用于 HIV 感染诊断的检测方法主要为血清学检测和病原学检测，其中血清学检测包括 HIV 抗体筛查试验和 HIV 抗体确证试验。病原学检测包括 HIV 核酸检测和 HIV 病毒分离试验。

第一节　血清学检测

血清学检测包括 ELISA、CLIA 和快速检测试验等。样品包括血清、血浆、全血、滤纸干血斑、口腔黏膜渗出液和尿液，具体采用何种样品应根据试剂盒规定选择。

一、HIV 抗体筛查试验

（一）ELISA

1. 检测原理　HIV 抗原/抗体包被于固相载体，加入待检样品和酶标记的 HIV 抗原/抗体，加底物显色，用酶标仪测定结果。HIV 抗原抗体联合检测试剂则可同时检测血液 HIV-1 p24 抗原和 HIV-1/2 抗体，可缩短窗口期。

2. 检测准备

（1）酶标仪、洗板机、移液器，恒温孵育箱、生物安全柜和其他耗材等。

（2）试剂盒：检测前需将试剂盒复温。

（3）外部质控品：弱阳性质控血清（S/CO 值为 2~3）。

3. 标本采集

（1）血清：用不含抗凝剂的真空采血管抽取静脉血，室温下自然放置，待血液凝固、血块收缩后再用 1 500~3 000 转/分钟离心 15 分钟，吸出上层血清，备用。

（2）血浆：用加有抗凝剂的真空采血管抽取静脉血，摇匀，1 500~3 000 转/分钟离心 15 分钟，吸出上层血浆，备用。

（3）滤纸干血斑：常用抗凝全血、末梢全血和血浆制备滤纸干血斑。用移液器从样品管中吸取 100μl 抗凝全血（或血浆）滴在滤纸上,或将穿刺后自皮肤伤口流出的末梢全血直接滴加在滤纸印圈的中心处。室温下自然干燥至少 4 小时（潮湿气候下至少干燥 24 小时）后,放入密封袋中保存备用。

（4）尿液:推荐使用专用采尿管,保持尿液稳定。尿液样品可采集随机尿,女性经期应取中段尿。

4. 检测流程

（1）加样:按照试剂说明书加入待检样品、试剂盒阴性对照、阳性对照和外部质控品,孵育。

（2）加酶结合物:洗板,加酶结合物,孵育。

（3）显色:洗板,加入底物显色,避光孵育。

（4）终止及读数:加入终止液,酶标仪读板,测 OD 值。

（5）结果判读

1）试剂盒阴性、阳性对照 OD 值须在规定的数值范围内,外部质控品的结果应在控。

2）根据试剂盒阳性或阴性对照 OD 值计算本次试验的 Cut-off 值,样品 OD 值大于或等于 Cut-off 值为阳性反应,样品 OD 值小于 Cut-off 值为阴性反应。

5. 结果报告

（1）ELISA 试验无反应:报告为"HIV 抗体阴性"。

（2）ELISA 试验有反应:必须进行复检,复检均无反应报告为"HIV 抗体阴性";复检均有反应或一个有反应一个无反应报告为"HIV 感染待确定"。

6. 临床意义　ELISA 试验用于 HIV 感染的筛查,包括临床检测、自愿咨询检测和特殊需要的体检,以及献血员筛查和原料血浆的筛查。此外,用于艾滋病流行趋势监测,如高危人群、重点人群和一般人群监测。

7. 注意事项

（1）检测应符合全国艾滋病检测技术规范的要求。

（2）ELISA 试验无反应,不应再做补充试验。

（3）ELISA 试验有反应,应再使用原试剂和另外一种不同原理或不同厂家的试剂进行复检。

（4）ELISA 复检时均有反应或一个有反应一个无反应时,应继续做"补充试验",而不应出具"HIV 抗体阳性"报告。

（二）CLIA

HIV 抗原包被于固相载体,加入待检样品和酶或荧光标记的 HIV 抗原,加发光或荧光底物,用发光或荧光仪测定结果。有效试验的阴性和阳性对照必须符合试剂盒规定,外部质控品必须在控,根据样品 OD 值与 Cut-off 值的大小判定检测结果。

化学发光试验分为单管式和微孔板式两种,微孔板式与 ELISA 步骤类似,单管式为单管检测,样品随到随测,不必像微孔板式一样集中检测,目前因其便捷性在临床应用渐多。这类试验同样有可联合检测抗原抗体的"四代试剂"在临床应用。

（三）快速检测试验

快速检测按原理不同分为明胶颗粒凝集试验（particles agglutination,PA）、免疫渗滤试验及免疫层析试验 3 类,目前应用最多的是免疫层析试验。

1. PA　将 HIV 抗原致敏的明胶颗粒,与待检样品作用。当待检样品含有 HIV 抗体时,明胶颗粒与抗体发生凝集反应,根据凝集情况判读结果。

2. 免疫层析试验　以硝酸纤维膜为载体,HIV 抗原线状固定在膜上,待检样品沿着固相载体迁移,阳性结果在膜上抗原部位显示出有色条带。有效试验的质控带必须显色。反应时间以试剂盒规定为准。

二、HIV 抗体确证试验

包括 WB,条带/线性免疫试验(RIBA/LIA),间接免疫荧光(immunofluorescence assay,IFA)和快速确证等方法。复检试验有反应样品,进行抗体确证试验。出现 HIV-2 型特异性条带者,可进一步做 HIV-2 抗体确证试验。

(一)WB

1. 检测原理　将 HIV-1 蛋白转移到硝酸纤维素膜上(或 PVDF 膜)。将此膜切割成条状,每一膜条上均含有经电泳分离过的 HIV 抗原。待测样品经适当稀释后,加至硝酸纤维素膜上,使其充分接触反应,血清中若含有 HIV 抗体,就会与膜条上抗原带相结合。加入抗人-IgG 酶结合物和底物后,根据出现条带情况,按照试剂盒说明书判定标准,判断待测样品为阳性、阴性或不确定。

2. 检测准备

(1)自动免疫印迹仪或恒温立体摇床、移液器、生物安全柜及其他耗材等。

(2)试剂盒:检测前需将试剂盒复温。

3. 标本采集　同"ELISA"。

4. 检测流程

(1)试剂配制:配制稀释洗膜缓冲液、封闭缓冲液和酶结合工作液,其中酶结合工作液需在使用前配制。

(2)洗膜:将条带放入反应槽中并用洗涤液润湿。

(3)加样:吸去洗涤液,加入封闭液,再加入待检样品,同时设置阴性、弱阳性和强阳性对照,摇床孵育。

(4)加酶结合物:洗条带,加酶结合物,摇床孵育。

(5)显色:洗条带,加入底物显色,摇床孵育。

(6)终止:加入蒸馏水终止反应,待条带干燥后判读。

(7)结果判读

1)首先要确定见到标本质控带。如果标本质控带未出现,则检测无效。

2)确定阴性对照、强阳性对照和弱阳性对照是否符合试剂盒的规定。

3)判定试验有效后,将样品条带与强和/或弱阳性对照进行比对,根据样品中出现的 HIV 条带进行判定。

4)出现 HIV-1 任何特异性条带,但不足以被判定为阳性,且 HIV-2 特异性条带清晰可见,应判定为 HIV-1 抗体不确定且提示 HIV-2 可能感染,应使用 HIV-2 型的 WB 试剂盒进行进一步的确证试验。HIV-1 抗体阴性且 HIV-2 特异性条带清晰可见的样品也应如此。

5. 结果报告

(1)没有 HIV-1 的特异性条带或只检测出 p17 抗体,报告为"HIV-1 抗体阴性";

(2)检测出 HIV-1 的 2 条 env 带(gp160/gp41 和 gp120)及任何一条 gag 带(p17、p24、 p55),或检测出 2 条 env 带及任何一条 pol 带(p31、p51、p66)报告为"HIV-1 抗体阳性";

(3)出现任何特异性条带,但不足以被判定为阳性报告为"HIV-1 抗体不确定"。

6. 临床意义 WB 试验是个体感染 HIV 状况的确证试验,该试验特异性高,但高度依赖病毒裂解抗原和抗人 IgG 抗体结合物,检出 HIV-1 和血清转换的时间晚于目前多数常规筛查试验,因此可能产生假阴性或不确定结果,所以按期随访或尽早进行核酸检测以确定其感染状况尤为重要。

7. 注意事项

(1)试验有快速法和过夜法,建议选择过夜法作为常规方法。

(2)严格按照标准操作程序(standard operating procedure,SOP)进行操作,由于 HIV 抗体效价可以极高,且该试验主要用于 HIV 感染诊断,所以需要仔细操作避免污染。

(3)出具检测结果前,必须对试验有效性进行评价,包括内部对照的阴性、弱阳性和强阳性符合试剂盒规定。

(4)待条带完全干透,在足够的光线下参考阳性对照中各条带的位置和特点进行比对判读。

(5)报告的"HIV-1 抗体阳性"或"HIV-2 抗体阳性"者应按规定做好检测后咨询和疫情报告。

(6)报告的"HIV 抗体阴性"者如疑似"窗口期"感染,建议进一步做 HIV 核酸检测或 2~4 周后随访,尽早明确诊断。

(7)报告的"HIV 抗体不确定",在备注中应注明"2~4 周后复检"或尽快做核酸检测。

(二)RIBA/LIA

RIBA/LIA 采用间接法检测样品中的抗 HIV-1/HIV-2 特异性抗体。试剂盒的膜条上包被有 HIV-1/HIV-2 不同的重组抗原片段,加入待测样品后,其中的相应抗体与抗原发生特异性的免疫反应;随后加入抗人 IgG(碱性磷酸酶标记)与 HIV 特异性 IgG 抗体相结合;加入显色底物后,在碱性磷酸酶的催化下,特异性抗体的结合部位出现肉眼可见的条带,按照试剂盒说明书判定标准,判断待测样品为阳性、阴性或不确定。

第二节 病原学检测

HIV 病原学检测包括病毒分离试验和 HIV 核酸检测,其中后者又包括定性检测和定量检测两类。

一、HIV-1 核酸定性检测

目前正式用于临床诊断 HIV-1 急性期感染的核酸定性检测试剂比较少,国内生产的用于血浆及其血液制品筛查的核酸检测试剂主要为 Taqman 实时荧光 PCR 检测试剂。目前没有商品化的 HIV-2 核酸定性检测试剂。

1. 检测原理 HIV-1 RNA 核酸定性检测试剂的检测原理因厂家技术不同而不同,常见的为等温扩增法和 Taqman 实时荧光 PCR 法等。

2. 检测准备

(1)HIV 核酸实验室及相应设备配置。

（2）试剂盒,使用无 DNA 和 RNA 酶的水,其他相关耗材。

（3）质控品。

3. 标本采集 血浆、血清、DBS 或血液制品等,采集方法同 ELISA,注意血浆 / 血清样品应在规定时间内分离,尽可能减少核酸降解。

4. 检测流程 严格按照 HIV 核酸检测和相关仪器使用 SOP 以及试剂盒使用说明书操作,并应符合全国艾滋病检测技术规范的要求。

按照试剂盒说明书进行结果判读:检测结果显示"阳性反应"或"检测到",为阳性;检测结果显示"阴性反应"或"未检测到",为阴性。

5. 结果报告

（1）阳性。

（2）阴性。

6. 临床意义

（1）诊断婴儿早期感染。

（2）诊断急性 HIV-1 感染针对 HIV 抗体筛查阴性、近期有流行病学史的个体,或确证结果不确定的样本,核酸定性检测可用于诊断 HIV-1 急性期感染。

（3）确定 HIV 感染艾滋病晚期患者可能出现 HIV 抗体反应不确定,可根据 HIV 核酸定性检测结果,结合临床病史和 CD4$^+$T 淋巴细胞计数等情况,进行综合判断。

7. 注意事项

（1）每次试验均进行有效性评价。除对试剂盒提供的阳性对照、阴性对照和试剂对照进行检测外,还应同时进行外部质控品检测。

（2）核酸定性检测值低于最低检测限的结果,不能排除 HIV-1 感染,需根据流行病学史、临床病史和实验室相关指标进行综合判断。

二、HIV-1 核酸定量检测

实验室目前常用的是实时荧光定量 RT-PCR 靶核酸扩增试剂(荧光探针法),尽管 HIV-1 核酸定量检测试剂在检测中需要的样本量不同(0.1~1ml),但均能在检测线性范围内准确地检测到 1 000c/ml HIV-1。目前没有商品化的 HIV-2 定量检测试剂。

1. 检测原理 HIV-1 核酸定量检测原理主要基于靶核酸扩增 RT-PCR 和信号放大扩增两种方法。前者包括 Taqman 实时荧光定量 RT-PCR 扩增试剂和分子信标实时荧光定量 RT-PCR 扩增试剂;后者包括分支链 DNA 杂交扩增试剂。

2. 检测准备

（1）HIV 核酸实验室及相应设备配置。

（2）用于 HIV 感染临床诊断试剂盒要保证有效并经国家食品药品监督管理总局注册,使用无 DNA 和 RNA 酶的水,其他相关耗材。

（3）质控品。

3. 标本采集 采集方法同 ELISA,血浆、血清、DBS 或血液制品等均可用于检测。

4. 检测流程 严格按照 HIV 核酸检测和相关仪器使用 SOP 以及试剂盒使用说明书操作。

结果判读:严格按照试剂盒说明书判定结果。

5. 结果报告

（1）检测值小于试剂盒线性范围下限，报告"低于检测限"；

（2）检测值大于等于试剂盒线性范围下限，按照检测值报告。

6. 临床意义

（1）监测抗病毒药物治疗效果：有助于抗病毒治疗方案的确定和修改。

（2）监测疾病进展：定期检测 HIV-1 病毒载量，有助于监测感染者和患者的病程变化，结合 CD4+T 淋巴细胞计数，为抗病毒药物治疗提供病毒学依据。

（3）核酸检测作为补充试验：可用于 HIV-1 感染诊断，包括诊断急性 HIV-1 感染和确定晚期的 HIV-1 感染。

（4）对 HIV 抗体阴性的高危人群样品以及采供血机构的原料血浆进行集合核酸检测，可及时发现窗口期感染，降低"残余危险度"，减少二代传播。

7. 注意事项

（1）建议使用一个 HIV-1 RNA 为 5 000~15 000CPs/ml 的外部质控品。

（2）检测值低于最低检测限不能排除 HIV-1 感染。

（3）注意血浆 / 血清样品应在规定时间内分离检测，尽可能减少核酸降解。

三、HIV-1 病毒分离试验

病毒分离试验必须在生物安全三级实验室内操作，最常用的是采用 HIV 阴性者 PBMC 与受检者 PBMC 共培养的方法。在培养上清中 p24 抗原或逆转录酶连续 2 次呈阳性反应、并有 p24 抗原含量 / 逆转录酶活性升高，或同时出现 HIV 基因序列，可判为 HIV-1 分离阳性；分离培养阴性不能排除 HIV-1 感染。HIV-1 病毒分离试验对 HIV 抗体不确定或 HIV-1 阳性母亲所生婴儿的鉴别诊断及诊断、HIV 感染窗口期的辅助诊断和 HIV 表型耐药检测中具有重要意义。

第三节　方法学评价

HIV 感染者 / 患者抗病毒治疗成功率的不断提高，加之对 HIV 暴露前后预防用药的推广，导致传统意义上的 HIV 感染的窗口期不典型，同时，艾滋病抗病毒治疗可能会使 HIV 部分抗体出现消减，对 HIV 血清学和病原学检测结果的利用造成了极大挑战，所以实验室检测结果一定要结合临床和流行病学史综合判断才能准确诊断。

一、血清学检测

常用的 HIV 抗体筛查试验中，使用第三代检测试剂可检测样品中的 HIV-1 和 HIV-2 特异性抗体，而抗原抗体联合检测试剂（也称第四代试剂）除了可以检测样品中 HIV-1 和 HIV-2 特异性抗体外，还可以检测 HIV-1 p24 抗原，缩短了窗口期，提高了试验的敏感性。

与 ELISA/CLIA 相比，快速试验的优势是不需要配备酶标仪等检测设备，操作简便快速，免疫渗滤 / 层析试验可在 10~30 分钟内得出结果。缺点是结果观察易受主观因素干扰，质控数据在客观性和质量方面差于 ELISA 和 CLIA 法。

HIV 抗体确证试验中，WB 和 RIBA/LIA 特异性高，其中 WB 在我国使用广泛，但检测成本较高，目前部分地区前期方法评估结果可靠的基础上，推广使用替代确证检测方法。

p24 抗原为 HIV-1 的核心蛋白。在感染早期和晚期,p24 抗原以游离形式出现,多数情况下以抗原抗体复合物形式存在。p24 一般在感染后 1~2 周内即可检出,随 p24 抗体产生而减少。p24 抗原阳性仅作为 HIV 感染的辅助诊断依据;同时,p24 抗原的检测在 HIV-1 感染的早期诊断、预测病程和新生儿感染检测中具有十分重要的意义。

二、病原学检测

由于 HIV-1 高度变异,影响 HIV-1 核酸检测分析的敏感性,因此应选择能检测出当地 HIV-1 流行毒株的试剂。

HIV-1 核酸定量检测的单位多为每毫升血中病毒的拷贝数(CPs/ml),也有少数为国际单位(IU)/ml,两者转换可参照各检测试剂的说明或相关研究文献。

同一样品采用不同方法检测,结果可能会因病毒亚型、试剂版本不同产生差异,方法间检测结果并无固定的转换关系,因此评估同一患者的治疗效果需用同一种方法检测。

血浆中核酸量高于血清,所以在评估患者治疗效果或评价结果可比性时,还应使用同一性质标本。

第四节　检　测　策　略

艾滋病实验室的检测策略及结果报告主要包括:艾滋病疫情监测、临床诊断和血液筛查的检测策略及结果报告。本节将与临床诊断相关的检测策略及结果报告总结如下。

一、使用抗体检测试剂的检测流程

先用试剂 1 进行初筛试验,结果无反应,报告"HIV 抗体阴性";结果有反应,不能出具阳性报告,必须进入复检试验。如复检均无反应,报告"HIV 抗体阴性";如均有反应或一个有反应一个无反应,进行补充试验,报告"HIV 感染待确定"。检测流程见图 6-1。

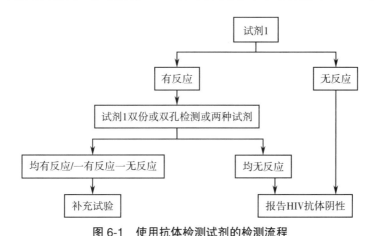

图 6-1　使用抗体检测试剂的检测流程

二、使用抗原抗体筛查检测试剂的检测流程

抗原抗体检测试剂分为两类,一类是不能区分抗原和抗体检测结果,另一类是可区分抗

原和抗体检测结果。

　　1. 使用不能区分抗原抗体的试剂进行初筛,结果无反应,报告"HIV 抗体阴性、HIV-1 p24 抗原阴性";结果有反应,不能出具阳性报告,必须进入复检程序。对初筛有反应的样品,用抗体检测试剂进行复检试验,结果有反应,进行抗体补充试验;结果无反应,进行 HIV-1 核酸试验、HIV-1 p24 抗原试验或 2~4 周后随访。检测流程见图 6-2。

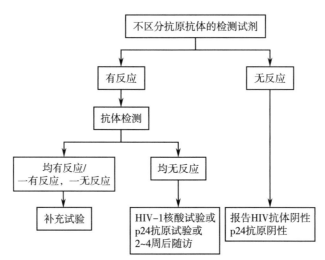

图 6-2　使用不区分抗原抗体联合检测试剂的筛查检测流程

　　2. 使用可区分抗原抗体的试剂进行初筛,抗原抗体结果均无反应,报告"HIV 抗体阴性、HIV-1 p24 抗原阴性";抗原抗体结果均有反应,进行抗体复检检测(试剂 1 双份或双孔检测或原有试剂加另一种试剂),结果有反应,做补充试验,结果无反应,进行 HIV 核酸试验或 2~4 周后随访;抗体有反应抗原无反应,进行抗体复检检测,结果有反应做抗体确证试验,结果无反应判为抗体阴性、p24 抗原阴性;抗体无反应抗原有反应,进行 HIV 核酸或抗原试验或 2~4 周后随访。检测流程见图 6-3。

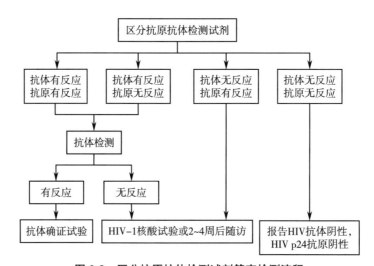

图 6-3　区分抗原抗体检测试剂筛查检测流程

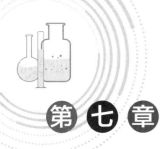

第七章

生殖道支原体感染

临床上常见的与生殖道感染相关的支原体主要是生殖支原体（*Mycoplasma genitalium*，Mg）、解脲脲原体（*Ureaplasma urealyticum*，Uu）和人型支原体（*Mycoplasma humenis*，Mh）。Mg于1981年由Tully等从男性非淋菌性尿道炎患者的尿道分泌物中分离出来，目前已作为性接触传播的病原体之一，可引起宫颈炎、盆腔炎性疾病（PID）、产科并发症、非淋菌性前列腺炎、不育（孕）症、附睾炎、包皮龟头炎和新生儿呼吸道感染等。在不同人群中分离出的Mg的比率为0~47.5%，且Mg的无症状感染率较高。Uu首次分离于非淋菌性尿道炎患者的尿道分泌物中。Uu可与男女泌尿生殖道感染相关。30%~60%的男性NGU是由Uu感染引起，其中10%~20%的患者可伴有淋球菌双重感染，部分患者可能有附睾炎和前列腺炎。女性生殖道Uu感染可能导致宫颈炎、阴道炎等妇科炎症，且与不孕不育、不良妊娠结局等存在一定的关联。1937年由Dienes等首次从一名女性患者巴氏腺脓肿部位分离出Mh。Mh可寄存在泌尿生殖道中，引起泌尿和生殖道（外）感染。

支原体（mycoplasma）是一类介于细菌、立克次体和病毒之间的微生物，大小一般在0.2~0.3μm，能通过孔径为0.45μm的滤菌器，有细胞结构但缺乏细胞壁。

目前，Mg的检测最为常用的为核酸检测法，Uu及Mh的检测主要为分离培养法。

第一节　核酸检测

生殖支原体的核酸检测方法有多种，包括常规PCR及以PCR为基础的实时荧光定量PCR、转录介导等温扩增技术（transcription mediated amplification，TMA）等。主要检测靶基因为*MgPA*、*16S rRNA*等。本章节主要介绍实时荧光定量PCR技术。

1. 检测原理　实时荧光PCR法通过扩增质粒、染色体DNA等靶基因来检测病原体，在DNA扩增反应中，以荧光化学物质检测每次PCR循环后产物总量。

2. 检测准备

（1）实验消耗品：一次性手套、耐高压处理的离心管、带滤芯加样器吸头、专用工作服和工作鞋等。

（2）仪器设备：实时荧光PCR仪、离心机、生物安全柜、水浴锅或加热模块、普通冰箱、低温冰箱、微量加样器、紫外灯及混匀器等。

（3）检测试剂盒：包括DNA或RNA提取液、PCR反应液、临界阳性质控品、阴性和阳性质控品及阳性定量参考品等。

3. 标本采集

（1）尿液采集：清晨首次尿液或至少禁尿1小时后的尿液，用无菌、无防腐剂的塑料器皿收集 10~20ml 前段尿液。

（2）尿道拭子：取材前 1 小时内不应排尿。①男性：将男性采样拭子插入尿道 2~3cm，以旋转方式轻轻转动并保留 5~10 秒后取出。②女性：用手指自耻骨联合后沿女性尿道走向轻轻按摩尿道，观察尿道口有无分泌物。将尿道拭子插入尿道 1~2cm，轻轻转动后取出。

（3）宫颈标本拭子采样：如果宫颈口外面的分泌物较多，先用无菌棉拭清除过多的分泌物。然后将女性采样拭子插入宫颈管内 1~2cm，轻轻转动 5~10 秒后取出，获取柱状上皮细胞。采样时应避免碰到阴道壁。细胞刷采样，无菌棉拭子清洁宫颈口外表面，然后将细胞刷插入宫颈管内 1~1.5cm，旋转数圈，停留数秒后取出。孕妇不应选择细胞刷采样方法。

标本采集后按照各方法所用试剂说明书的要求进行标本的保存。

4. 检测流程

（1）标本的基因组 DNA 的提取：按照相关基因组 DNA 提取试剂盒说明书或利用全自动核酸提取仪完成核酸提取步骤。

（2）质控品的处理：取阴性、阳性对照质控标准品进行与标本相同的处理。

（3）实时荧光定量 PCR 检测：严格按照核酸检测和相关仪器使用 SOP 以及实时荧光定量 PCR 试剂盒使用说明书操作。根据不同的扩增试剂盒及不同的荧光定量 PCR 仪设置相应的扩增条件。

（4）结果判读

1）实验有效性判断：阴性质控品扩增曲线不呈 S 型曲线或 Ct 值大于等于参考阈值；阳性质控品扩增曲线呈 S 型曲线，且定量参考值在给定的范围。

2）样本结果判读：扩增曲线不呈 S 型曲线或 Ct 值大于等于参考阈值，报告检测阴性；扩增曲线呈 S 型曲线，Ct 值小于参考阈值，报告检测阳性。

5. 结果报告

（1）阳性。

（2）阴性。

6. 临床意义　临床标本中检测到生殖支原体 DNA 阳性可作为生殖支原体感染的诊断依据。

7. 注意事项

（1）试验过程严格执行 PCR 基因扩增实验室的管理规范，严格分区进行，即试剂准备区、样本制备区、扩增和产物分析区。所用消耗品应灭菌后一次性使用，各区的仪器与用品不能混用。

（2）分泌物洗脱到生理盐水后，4℃可放置 24 小时，或 –20℃下较长时间放置。

（3）带有荧光染料的扩增反应液应避光保存，试用时充分混匀离心，避免反复冻融。所有试剂在使用前，需在室温下充分融化混匀后并进行瞬时离心，使管盖及管壁上的液体离心至管底；PCR 反应管反应前需进行瞬时离心。

第二节　分　离　培　养

1. 检测原理　Uu 具有尿素酶可分解尿素产氨，Mh 具有精氨酸脱氢酶可水解精氨酸产氨，两者产物均能使培养基的 pH 值上升，使含有酚红指示剂的培养基变成红色。将液体培养物转种到固体培养基上,Mh能生长成具有特征性的油煎蛋状集落,而Uu在含有硫酸锰指示剂的固体培养基上的菌落会呈现为棕黑色海胆样。

2. 检测准备

(1)仪器:恒温培养箱、离心机、移液器。

(2)试剂:液体或固体培养基。

3. 标本采集　同"核酸检测法"。

4. 检测流程

(1)液体培养

1)接种

分泌物标本:将采集的标本洗入液体培养基中,在管壁挤压洗脱拭子上的分泌物,并弃去拭子。

尿液标本:尿液2 000转/分钟离心10分钟,取沉渣约0.2ml,其他液体标本取0.3~0.5ml,用无菌滴管或定量移液器接种到培养基中。

2)培养:将液体培养基置(36±1)℃培养箱中培养,于24~72小时观察结果。Uu或Mh阴性结果需持续观察5天。

(2)固体培养

1)取出所需固体培养基,将其放置于35~37℃恒温箱15分钟,使琼脂表面干燥。

2)用肉汤培养基洗脱标本后,滴加20μl标本在琼脂板面上或液体培养瓶变微红色保持液体清亮时,该阳性培养液可直接吸取后滴加在琼脂平板上。

3)将平板放在室温下5分钟,使标本渗干。

4)覆转平板,放置于(36±1)℃的5%CO_2培养箱中培养24~72小时。Uu或Mh阴性结果需持续观察5天。

(3)结果判读

1)液体培养:观察反应管培养基颜色的变化,若由橙黄色变为红色或玫瑰红色,且透明清亮无明显混浊,可判断为有支原体生长;若反应管培养基颜色无变化,判为无支原体生长。

2)固体培养:24~72小时后用低倍镜(10×)观察琼脂表面,Uu为棕黑色海胆样菌落(10~50μm),Mh为油煎蛋样菌落(100~300μm)。根据显微镜下菌落的特征性,判为有无Uu和/或Mh生长。

5. 结果报告

(1)培养可见Uu和/或Mh生长。

(2)培养未见Uu和/或Mh生长。

6. 临床意义

(1)培养可见Uu和/或Mh生长表示泌尿生殖道有Uu和/或Mh的存在,但并不一定具有临床致病意义。

(2)通常男性的尿道炎、前列腺炎、附睾炎、男性不育可能和Uu有关;女性细菌性阴道病常见Mh阳性,为共生但非致病;Mh也可能引起女性盆腔炎和产后发热。

7. 注意事项

(1)在未使用抗生素之前采集标本,排尿后2小时内不适宜采集标本。

(2)培养后若培养液变浑浊,表示有其他细菌污染,应采用滤菌器过滤后接种。

（3）Uu 及 Mh 的菌落一般在接种后 24~72 小时生长,若 72 小时仍未见支原体菌落,建议再培养至 5 天以上,以确定无支原体生长。

第三节　方法评价及检测策略

由于 Mg 对营养要求高、生长缓慢,传统培养需要 1~3 个月,耗时太长不能在临床常规开展。目前,临床上多采用以 PCR 为基础的核酸检测技术进行 Mg 的检测。其中,荧光定量 PCR 方法的灵敏度高于常规 PCR,最低检测限可达 10 拷贝,适合临床泌尿生殖道拭子标本的生殖支原体检测。由于核酸检测的高敏感性,检测时容易出现假阳性,尤其是无症状患者,需要结合临床或其他检测方法进行复检。

目前国内临床实验室普遍采用液体培养法检测 Uu 及 Mh。对没有受到细菌污染的标本一般能得出正确结果,但对受到能分解尿素或精氨酸细菌污染的标本容易产生假阳性结果。因此,为了提高 Uu 及 Mh 检测的准确性,实验室应以液体培养法和固体培养法相结合为最佳模式:①固体和液体同步接种样本,可以提高固体培养的检测效率;②对液体培养疑似假阳性的样本须及时转种固体培养基,降低假阳性和漏诊的风险。另外,国内已有商品化的带 CO_2 发生片的固体培养条,使用该类固体培养条时可以不需要 CO_2 培养箱,能给基层医院开展检测提供方便。

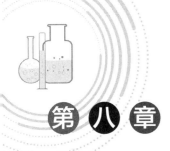

第八章

性病性淋巴肉芽肿

性病性淋巴肉芽肿（lymphogranuloma venereum，LGV）是一种在非洲和东南亚、拉丁美洲及加勒比海等地区散发流行的性传播疾病。2003 年后，LGV 在欧洲多个国家的男男性行为者（men who have sex with men，MSM），尤其是感染 HIV 的 MSM 人群中暴发流行。我国未有大规模流行的报道。LGV 是一种由沙眼衣原体 L 血清型（L1、L2、L2a 和 L3）感染引起的经典性传播疾病，主要侵犯淋巴组织，导致生殖器溃疡、淋巴腺炎、横痃形成及瘘管、直肠狭窄和生殖器象皮肿等。LGV 实验室检测主要包括血清学检测、细胞培养、核酸检测及基因分型等。

第一节　血清学检测

血清学检测主要采用 ELISA。

1. 检测原理　选用不同血清型的沙眼衣原体种属特异性抗原决定簇作为抗原（LPS、MOMP）包被于酶标板，与血清中的抗体反应后，再通过酶标的羊或兔抗人抗体结合，形成抗原 - 抗体 - 酶标抗抗体复合物，经底物显色证明沙眼衣原体抗体的存在。

2. 检测准备

（1）仪器设备：酶标仪，洗板机及微量加样器。

（2）检测试剂盒：包括衣原体抗原包被酶标板、血清稀释液、标准校正液、阴性和阳性对照液、酶标结合物、洗涤缓冲液、底物、终止液。

3. 标本采集　血清标本：采集静脉血，将血液注入不含抗凝剂的干燥清洁试管中，待血液凝固后，$1\,200 \times g$ 转速，离心 10 分钟，分离血清备用。

4. 检测流程

（1）血清处理：按照要求稀释试验血清、标准校正液和阴阳性对照液。

（2）试验：酶标板微孔设置阴性对照、阳性对照、标准校正和标本孔，分别加入阴性对照、阳性对照、标准校正和待测血清后，于一定温度下孵育；洗板数次去除未结合物后，再加入酶标抗抗体结合物，于一定温度下孵育；洗板数次去除未结合酶标抗抗体，分别加入底物，避光显色数分钟。每孔加入终止液，酶标仪读取结果。

（3）结果判读

1）Cut-off 值计算：标准校正值 OD × 校正因子（试剂盒提供）。

2）ISR 值：标本 OD/Cut-off 值。

比较标本的 ISR 值与参考值的大小，标本 ISR 值大于参考值上限为阳性，标本 ISR 值小于参考值下限为阴性，标本 ISR 值在参考值范围内，建议随访后再进行检测。

5. 结果报告

（1）阳性。

（2）阴性。

（3）可疑：建议临床随访后观察。

6. 临床意义　血清学检测抗体阳性并不能作为诊断患者感染 L 型衣原体依据，沙眼衣原体深部感染时，机体会产生一定量的抗体，应结合临床症状作出判断。血清学检测抗体阴性并不能完全排除感染的可能，抗体产生需要一定的时间，因此阴性建议临床随访后观察。

7. 注意事项

（1）试验前，所有试剂和标本均应恢复至室温。

（2）假阳性可能发生于其他微生物感染的患者，假阴性可能发生于感染的极早期。

（3）患者检测结果可疑的建议临床随访后观察。

第二节　病原体检测

一、核酸检测

L 型沙眼衣原体核酸检测的检测原理、检测准备、检测流程及结果报告与其他型别的沙眼衣原体的核酸检测相同，但该型别主要感染的部位及引起的临床症状与其他型别不同，因此采集的标本较为特殊：包括溃疡标本、淋巴结标本及直肠标本。此外其结果解释与沙眼衣原体核酸检测结果解释不同。具体标本采集及临床意义要求如下。

1. 标本采集

（1）溃疡：棉拭子从溃疡基底部或边缘取渗出液。用于不同试验的标本请按照不同实验方法的要求进行标本采集后的保存。

（2）淋巴结标本：对有波动的淋巴结，在常规清洁消毒皮肤后，用注射器从临近健康组织进针作淋巴结穿刺抽吸脓液。对无波动的肿大淋巴结，可向其中注射 1ml 生理盐水，再从中回抽液体。也可常规手术摘除淋巴结送检。

（3）直肠标本：同第三章沙眼衣原体感染的实验室检测中直肠拭子标本的采集要求，对有直肠结肠炎的患者，最好能在直肠镜的直视下采集直肠黏液脓性分泌物或直肠组织。无条件时可用肛窥镜帮助取材（跨越齿状线）或盲取直肠拭子，后者是将拭子插入直肠 2~3cm，接触直肠侧壁 10 秒，避免粪便污染，从紧靠肛环边的隐窝中蘸取分泌物。被粪便严重污染的拭子必须丢弃，更换拭子后重新取材。

2. 临床意义　临床标本中检测到沙眼衣原体核酸阳性可作为沙眼衣原体感染的依据，但是不能确定是 L 型或非 L 型沙眼衣原体的感染，可以借助 *ompA* 基因测序分型法鉴定来确定 L 型沙眼衣原体的感染。

二、基因测序分型法

沙眼衣原体核酸检测阳性的标本可通过基于 *ompA* 基因分型的方法进一步判断感染沙眼衣原体的基因型别，从而判别是否为 L 型沙眼衣原体引起的感染。检测准备和标本采集与 L 型沙眼衣原体核酸检测相同。但其检测的原理和检测流程、结果报告、结果解释与核酸检测有所不同,具体详述如下。

1. 检测原理　沙眼衣原体的血清型由其主要外膜蛋白(major outer membrane protein, MOMP)决定,分子量占外膜蛋白的60%,可以分为可变区(VS区)和保守区(CS区),其中 VS区在膜表面构成了主要抗原决定簇,VS区氨基酸序列的变化由主要外膜蛋白的基因 *ompA*基因决定。对*ompA*基因进行PCR扩增,扩增后的产物纯化进行DNA序列的测定,测定所得到的序列与基因库中标准菌株序列进行BLAST比对,分析确定沙眼衣原体的基因型别。引物信息可参考文献或沙眼衣原体基因分型的数据库中提供的引物进行定制。

2. 检测流程

(1)核酸提取:利用本章节核酸检测沙眼衣原体阳性的DNA提取标本进行后续的试验。

(2)核酸巢式扩增

1)外扩增

反应体系配置:在试剂准备区进行反应体系的配置,每个PCR小管中加入一定量的2× TaqMan反应体系,加入外引物,双蒸水补足,并将吸取5μl提取完成的DNA标本加至每个 PCR反应体系中。

PCR扩增:在核酸扩增区进行PCR扩增和检测,将装有PCR反应液及待测标本的PCR 小管按序放入核酸扩增仪中,按照扩增程序启动PCR扩增。

2)内扩增

反应体系配置:在试剂准备区进行反应体系的配置,每个PCR小管中加入一定量2× TaqMan反应体系,加入一定量的外引物,双蒸水补足,移至产物分析区,在每个已经装有 PCR反应液的PCR小管中加入已进行外部扩增的扩增产物5μl。

PCR扩增:在核酸扩增区进行PCR扩增和检测,将装有PCR反应液及待测标本的PCR 小管按序放入核酸扩增仪中,按照扩增程序启动PCR扩增。

(3)测序:内扩增完成的产物经纯化后进行正反双向测序。

(4)比对:*ompA*基因扩增和对照测序的峰图,比对拼接的序列,无误后进行基因型的比对。登录PubMed官方网站的BLAST页面,进行BLAST比对。(https://blast.ncbi.nlm.nih. gov/Blast.cgi)

(5)结果判读:根据BLAST比对的结果判别该菌株的*ompA*基因型别。

3. 结果报告

(1)LGV基因型:L1、L2或L3型。

(2)非LGV基因型:其他的基因型别。

(3)未扩增出。

4. 临床意义　L型沙眼衣原体阳性可以作为判断是否LGV的依据。但未扩增出,由于核酸含量低或扩增的效率导致没有扩增出特定的片段,无法判断基因型别时,则无法作为排除LGV感染的依据,可临床随访观察。

三、细胞培养法

L型沙眼衣原体培养鉴定同其他型别的沙眼衣原体的培养鉴定,但其毒性强,接种细胞后可直接感染。标本为溃疡标本、淋巴结标本及直肠拭子标本。培养阳性的结果需进行L 型沙眼衣原体的鉴定,可采用上述基于*ompA*基因测序分型法。

第三节　方　法　评　价

传统的 LGV 诊断主要依据临床症状及相关的血清学试验。补体结合试验是经典的 LGV 检测方法,由于缺乏纯化的衣原体抗原,且补体反应系统复杂,临床上使用较少。微量免疫荧光检测是我国卫生行业标准(WS/T 237—2016)推荐的方法,可利用 L 型沙眼衣原体培养物制备抗原片,通过间接免疫荧光方法测定血清中沙眼衣原体抗体及滴度,滴度在诊断 LGV 中具有一定意义。但是,目前尚缺乏商品化试剂盒。当前许多的研究利用分子生物手段确证 LGV 感染,通过对核酸扩增的产物进行基因测序,从而获得感染沙眼衣原体的基因型别。但这些方法均未能获得 FDA 批准。由于我国目前临床上 LGV 病例比较少见,所以临床上可以采用针对生殖道沙眼衣原体感染检测的方法(核酸检测或抗原检测)对可疑病例进行初步筛查检测。

第四节　检　测　策　略

临床上具有高危性行为的且有 LGV 相关临床表现的患者,可选用检测沙眼衣原体血清学检测及病原学检测方法,进一步通过基因测序分析,鉴别诊断 L1、L2 或 L3 型别的感染(图 8-1)。

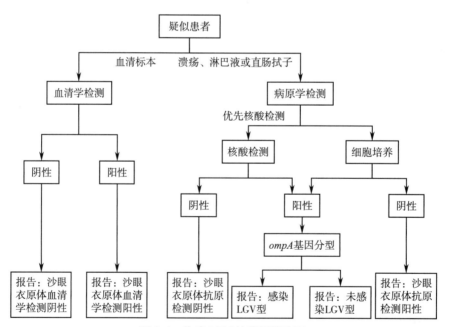

图 8-1　临床 LGV 的检测策略图

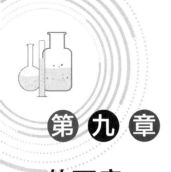

第九章

软下疳

软下疳是一种由杜克雷嗜血杆菌（*Hemophilus ducreyi*）感染所致的生殖器部位疼痛性、溃疡性性传播疾病，常合并腹股沟淋巴结化脓性病变。由于病原学诊断困难，软下疳的流行病学资料有限。该病主要流行于热带亚热带地区，不同地区和国家的发病率差异很大。我国 20 世纪 50 年代初期性病较为常见，20 世纪 60 年代初期我国基本控制了此病。20 世纪 80 年代以后开始有个别软下疳临床病例报告，但多未经病原学证实。

杜克雷嗜血杆菌属巴斯德菌科嗜血杆菌属，因意大利医生 Ducrey 于 1889 年首次确认该菌为软下疳的致病菌而得名。该细菌为革兰氏阴性短小杆菌，两端较为钝圆，兼性厌氧，无鞭毛，无芽孢，不能运动。大多数在细胞外呈链状或鱼群状排列，少数可在细胞内呈团状分布。杜克雷嗜血杆菌对培养基营养要求较高，由于氧化还原系统不完善，生长需要 X 因子，5%~10% CO_2 条件可促其生长。

软下疳的实验室常用检测方法有显微镜检查和分离培养。

第一节　显微镜检查

1. 检测原理　在显微镜下杜克雷嗜血杆菌为细小的、多形态的革兰氏阴性短杆菌，呈链状或鱼群状排列。疑似软下疳患者的生殖器溃疡分泌物或肿大的腹股沟淋巴结穿刺液经涂片革兰氏染色后，镜下见到以上形态，可考虑杜克雷嗜血杆菌。

2. 检测准备　显微镜、无菌拭子、载玻片、注射器、生理盐水、革兰氏染色液等。

3. 标本采集

（1）生殖器溃疡标本：用无菌生理盐水清洗病变处，无菌拭子轻轻擦去溃疡表面的痂皮和污物，再用拭子从溃疡基底部或边缘处采集组织渗出液。

（2）淋巴结标本：选肿大有波动的淋巴结，常规消毒表面皮肤。用 1ml 无菌注射器配 12 号针头，吸取生理盐水 0.25~0.5ml，无菌操作穿刺淋巴结并注入盐水，再吸入注射器内，反复 2~3 次后取抽吸液。

4. 检测流程

（1）涂片：将拭子均匀轻轻地涂在干净的载玻片上。

（2）固定：涂片在空气中自然干燥，火焰固定。

（3）革兰氏染色

1）初染：第一液（结晶紫）染色 30~60 秒，水洗；

2）媒染：第二液（碘液）染色 60 秒，水洗；

3）脱色：第三液（95% 乙醇）脱色至无紫色脱落为止，水洗；

4）复染:第四液(复红)复染30秒,水洗,自然干燥后镜检。

(4) 结果判读:杜克雷嗜血杆菌在显微镜下呈革兰氏阴性,短杆状,两端钝圆,有时呈两极浓染现象,无芽孢。细胞外多呈链状或鱼群状排列,少数细胞内呈团状分布。

5. 结果报告

(1) 可见具有特征性革兰氏阴性短杆菌。

(2) 未见具有特征性革兰氏阴性短杆菌。

6. 临床意义　镜检如果见到典型的革兰氏阴性短杆菌,呈链状排列,结合病史和临床表现,有助于软下疳的诊断。

7. 注意事项　取材时应注意去除溃疡表面的痂皮和碎屑,从基底部取样。

第二节　分离培养及鉴定

一、杜克雷嗜血杆菌的分离培养

1. 检测原理　杜克雷嗜血杆菌在适宜的培养基和培养条件下能长出具有特殊形态的菌落,可根据其形态特征和生化特性进行鉴定。

2. 检测准备

(1) CO_2 培养箱;

(2) 转送培养基:BM-SGA培养基;

(3) 分离培养基:可用改良T-M培养基(MTM培养基)、改良的Columbia琼脂培养基(炭琼脂)、巧克力琼脂平板等。

3. 标本采集　同“显微镜检查”。

4. 检测流程

(1) 接种:标本应尽快接种于培养基上。将拭子转动涂布于平皿的上1/4区域,然后用接种环分区划线,以获得单个菌落。

(2) 培养:将平皿放置于33~35℃,含5%~10% CO_2 环境中培养。48~72小时后观察结果。如无菌生长,继续培养观察至5天。

(3) 初步鉴定

1) 观察培养基上生长菌落特征。

2) 从疑似菌落取材涂片,革兰氏染色镜检。

(4) 结果判读:经48~72小时培养后,杜克雷嗜血杆菌可形成直径1~2mm的菌落,菌落表面光滑,半透明,呈浅灰色或灰黄色,高起呈颗粒状。菌落内细菌黏着紧密,用白金耳可完整地在培养基表面推动,为杜克雷嗜血杆菌菌落典型特征。杜克雷嗜血杆菌革兰氏染色呈阴性。

5. 结果报告

(1) 如有疑似杜克雷嗜血杆菌生长,需进一步对菌株鉴定后再报告结果。

(2) 未见杜克雷嗜血杆菌生长。

6. 临床意义　杜克雷嗜血杆菌培养的敏感性为60%~80%,是目前WHO推荐和诊断软下疳患者的主要实验室方法。

7. 注意事项

（1）杜克雷嗜血杆菌对环境的抵抗力弱。为了提高培养成功率，取样后标本应立即送往实验室并及时接种。如不能及时接种，标本应放置于转运培养基，4℃可保持细菌存活3天以上。

（2）杜克雷嗜血杆菌对营养要求高，培养相对困难。为了抑制标本中某些细菌的过度生长，分离时应采用含抗生素的选择性培养基。同时运用两种不同的培养基进行培养有助于提高阳性率。培养时间应延长以保证该苛养菌有足够的生长时间，稍低的培养温度也有利于杜克雷嗜血杆菌的分离培养。

二、杜克雷嗜血杆菌的鉴定

（一）氧化酶试验

1. 检测原理　杜克雷嗜血杆菌能产生弱氧化酶，能将氧化酶试剂氧化成醌类化合物，出现变色反应。

2. 检测准备　盐酸四甲基对苯二胺（或盐酸二甲基对苯二胺）、滤纸。

3. 标本采集　取培养可疑菌落。

4. 检测流程

（1）挑取可疑单个菌落涂在干滤纸条上，滴加1滴1%氧化酶试剂，或将氧化酶试剂直接滴加到平皿中的可疑菌落上，观察菌落颜色变化。

（2）结果判定：杜克雷嗜血杆菌菌落在滴加盐酸四甲基对苯二胺后，一般于15~30秒内即成深紫蓝色颜色后变为黑色，或滴加盐酸二甲基对苯二胺后显深紫红色。出现上述特征性显色反应即报告氧化酶试验阳性，未出现上述特征性显色反应为阴性。

5. 结果报告

（1）阳性。

（2）阴性。

6. 临床意义　杜克雷嗜血杆菌氧化酶试验阳性，结合其他鉴定试验可用于鉴定杜克雷嗜血杆菌。

7. 注意事项

（1）氧化酶试剂在空气中易氧化，应新鲜配制，试剂配制后放置于棕色瓶，4℃下可保存1周。

（2）氧化酶试剂遇铁会出现假阳性，应选择白金丝或一次性接种环，不可使用铁丝接种环取材。

（二）过氧化氢酶试验

1. 检测原理　具有过氧化氢酶的细菌，能催化过氧化氢放出初生态氧，继而形成氧分子，出现气泡。

2. 检测准备　3%过氧化氢溶液、载玻片、白金接种环、酒精灯。

3. 标本采集　取培养可疑菌落。

4. 检测流程

（1）载玻片上滴加一滴3%过氧化氢溶液（约100μl），挑取一环菌落放置于载玻片上的溶液内，立即观察结果。

（2）结果判定:培养物产生气泡者为阳性,不产生气泡者为阴性。

5. 结果报告

（1）阳性。

（2）阴性。

6. 临床意义　杜克雷嗜血杆菌过氧化氢酶试验阴性,结合其他鉴定试验可用于鉴定杜克雷嗜血杆菌。

（三）卟啉试验

1. 检测原理　用于检测细菌将盐酸 δ- 氨基 -γ- 酮戊酸转变成卟啉及卟吩胆色素原的能力。

2. 检测准备　盐酸 δ- 氨基 -γ- 酮戊酸试剂、0.1mol/L pH6.9 磷酸盐缓冲液。

3. 标本采集　取培养可疑菌落。

4. 检测流程

（1）在 12mm×75mm 的试管中加入 0.5ml 的 2mmol/L 盐酸 -δ- 氨基 -γ- 酮戊酸溶液,制备菌悬液（1×10^9/ml）。将试管在 35~37℃培养箱中放置 4 小时,再在暗室中用 Wood 灯（波长约为 360nm 的紫外线）照射,观察结果。

（2）结果判定:Wood 灯下观察反应管颜色变化,出现红色荧光表示有卟啉存在,为阳性,未出现红色荧光为阴性。

5. 结果报告

（1）阳性。

（2）阴性。

6. 临床意义　杜克雷嗜血杆菌是严格依赖氯化血红素的一种嗜血杆菌,不具备将盐酸 δ- 氨基 -γ- 酮戊酸转变成卟啉的能力,试验结果为阴性。结合其他鉴定试验可用于鉴定杜克雷嗜血杆菌。

（四）硝酸盐还原试验

1. 检测原理　某些细菌能将硝酸盐培养基中的硝酸盐还原为亚硝酸盐,后者与醋酸作用,生成亚硝酸,亚硝酸再与氨基苯磺酸作用生成重氮苯磺酸,再与 α- 萘胺结合生成红色的 N-α- 萘胺偶氮苯磺酸。

2. 检测准备

（1）硝酸盐培养基

（2）试剂

1）甲液:将 0.8g 对氨基苯磺酸加入 100ml 5mol/L 醋酸中。

2）乙液:将 0.5g 二甲基 α- 萘胺加入 100ml 5mol/L 醋酸中。

3. 标本采集　取培养可疑菌落。

4. 检测流程

（1）取待检培养物,接种于硝酸盐培养基,33~35℃培养 1~4 天,每日吸取培养液 2ml,分别加 0.1ml 甲液和乙液（使用当时等量配制）,观察结果。亦可取 48 小时的培养物配制 10^9/ml 菌悬液,取 0.04ml 于小管中加入 0.05% $NaNO_3$ 溶液和 0.04ml 的 25mmol/L、pH6.8 的磷酸盐缓冲液。35℃水浴 1 小时。分别加入甲乙混合液试剂 0.1ml,摇匀,观察结果。

（2）结果判定:反应 2~10 分钟内观察反应管颜色变化,反应管颜色出现粉红色为阳性,不出现粉红色为阴性。

5. 结果报告

（1）阳性。

（2）阴性。

6. 临床意义　杜克雷嗜血杆菌硝酸盐还原试验阳性,结合其他鉴定试验可用于鉴定杜克雷嗜血杆菌。

7. 注意事项

（1）嗜血杆菌几乎都有还原硝酸盐的能力,硝酸盐还原试验只能证明试验菌属于嗜血杆菌属。可疑反应者,须重复试验。

（2）阴性反应者加入少许锌粉,如仍不产色,则硝酸盐还原试验为假阴性。加入锌粉后显红色者表明锌使硝酸盐还原为亚硝酸盐,细菌不具备硝酸盐还原能力,硝酸盐还原试验为真阴性。

（五）碱性磷酸酶试验

1. 检测原理　碱性磷酸酶为存在于许多细菌的外周膜结合性酶,参与细菌磷代谢。碱性磷酸酶在碱性条件可下水解单磷酸,用于检测细菌产碱性磷酸酶能力。

2. 检测准备　0.03% 无酚磷酸二钠、0.5% 2,6- 二溴醌 -4- 氯亚胺甲醇、丁醇。

3. 标本采集　取培养可疑菌落。

4. 检测流程

（1）在含 0.5ml 0.03% 无酚磷酸二钠试管中制备菌悬液（1×10^9/ml）,37℃水浴 4 小时。

（2）滴加 4 滴 0.5% 2,6- 二溴醌 -4- 氯亚胺甲醇溶液,摇匀,室温放置 15 分钟。

（3）加入 0.3ml 丁醇,摇匀静置 5 分钟,观察结果。

（4）结果判定:在丁醇层出现蓝紫色为阳性,未出现蓝紫色为阴性。

5. 结果报告

（1）阳性。

（2）阴性。

6. 临床意义　杜克雷嗜血杆菌碱性磷酸酶试验阳性,结合其他鉴定试验可用于鉴定杜克雷嗜血杆菌。

第三节　方　法　评　价

杜克雷嗜血杆菌涂片显微镜检查的敏感性不高。以培养为标准,直接镜检的敏感性只有 50%。生殖器溃疡中常有混合细菌,因此临床标本直接染色检查的特异性也较低。

培养法是目前软下疳诊断的标准方法,但敏感性仍不到 80%。杜克雷嗜血杆菌生长条件苛刻,需要 X 因子和多种生长因子,从生殖道溃疡标本中分离杜克雷嗜血杆菌需要特殊的营养培养基。从淋巴结抽取物、脓液取材检测,敏感性比溃疡组织渗出液标本更低。

病原体的核酸扩增检测是通过设计各种引物,扩增病原体特异性的靶基因片段。现在已经发展了针对杜克雷嗜血杆菌 *16S rRNA* 基因、16S~23S 核糖体基因间隔区、热休克蛋白 *GroEL* 基因等多个靶位点的扩增检测方法,扩增检测阳性提示有杜克雷嗜血杆菌感染。但目前尚无商业化的杜克雷嗜血杆菌核酸检测试剂。与培养或临床诊断相比,PCR 直接检测临床标本的敏感性为 83%~95%。尤其是在培养困难或者无法开展培养的条件下,核酸扩增检测更具有明显的优势。核酸检测还可以实现同时对梅毒螺旋体、单纯疱疹病毒、杜克雷嗜血杆菌的多重检测。

对于嗜血杆菌的鉴定,有多个商业化的微生物鉴定系统。近年来有研究表明质谱分析如 MALDI-TOF MS 用于嗜血杆菌菌种鉴定具有良好的性能。针对嗜血杆菌 *16S rRNA* 基因等位点,结合 PCR 或测序技术,也可对细菌进行分子鉴定。但这些新的鉴定方法有关杜克雷嗜血杆菌的评价数据较为缺乏。

第四节　检 测 策 略

软下疳检测策略见图 9-1。直接涂片显微镜检查杜克雷嗜血杆菌价值存在争议,诊断软下疳敏感性不高,不能用于软下疳的确诊。培养法是目前软下疳诊断的标准方法,因此当患者临床疑似软下疳时,临床与实验室及时沟通以便接种合适的培养基非常重要。在无法开展培养的条件下,核酸检测是诊断软下疳理想的检测手段。

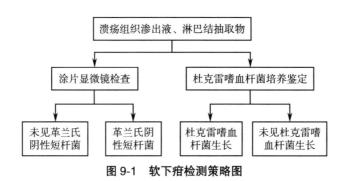

图 9-1　软下疳检测策略图

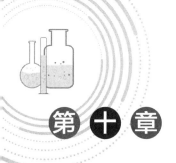

第十章

阴道滴虫病

阴道滴虫病是由阴道毛滴虫感染引起的一种泌尿生殖道炎症性疾病,是世界上最常见的性传播疾病之一。WHO估计2016年全球阴道毛滴虫病的新发感染病例为1.56亿例。其主要传播途径是性接触传播,也可通过间接接触感染。阴道毛滴虫主要寄生于女性阴道后穹隆和男性前列腺及尿道,导致女性的阴道炎、尿道炎,引起瘙痒并伴有大量灰黄色泡沫状分泌物和男性的尿道炎、前列腺炎及尿道分泌物产生。

目前阴道滴虫病的实验室检测方法主要有显微镜检查、培养法和核酸检测法,其中显微镜检查又分为湿片法和染色法。

第一节 显微镜检查

一、湿片法

1. 检测原理 阴道毛滴虫运动活跃,具有特有的旋转式运动方式,等渗生理盐水可使阴道毛滴虫维持寄生于宿主时的形态和运动状态。

2. 检测准备 普通生物显微镜、载玻片、盖玻片、试管、吸管、无菌生理盐水等。

3. 标本采集

(1)男性尿道分泌物:清晨排尿前或排尿1小时后采集,由后向前挤压尿道,挤出分泌物。若无分泌物,可用男性尿道拭子插入尿道2~3cm处,轻轻转动后停留5~10秒取材立即送检。

(2)女性阴道分泌物:应采用无润滑剂的扩阴器扩张阴道口,用无菌棉拭子从阴道后穹隆处采集分泌物;也可由患者自行用长棉拭子伸入阴道内旋转棉签,充分接触阴道壁取材后立即送检。

(3)尿液:收集晨尿或排尿1小时后的尿液,取首段尿10~20ml立即送检。

(4)前列腺液:对男性患者,必要时可由医生施前列腺按摩术,取前列腺液于洁净的载玻片上立即送检。

4. 检测流程

(1)涂片

1)标本拭子充分洗脱于含有0.5ml生理盐水的试管内,吸取一滴,滴于载玻片上;也可将标本拭子直接洗脱于滴有生理盐水的载玻片上。

2)尿液标本相对离心力500×g离心5分钟,取一滴尿沉渣,滴于载玻片上。

3)前列腺液标本直接采集一滴,滴在载玻片上。

（2）镜检：上述处理后的标本加盖玻片，用显微镜观察，低倍镜下找到活动的虫体后用高倍镜确认形态。

（3）结果判读：镜下查找梨形、无色透明、稍大于白细胞大小，借助于鞭毛和波动膜做旋转式运动的活泼虫体。

5. 结果报告

（1）镜下可见阴道毛滴虫。

（2）镜下未见阴道毛滴虫。

6. 临床意义　查到形态典型并有活动性的阴道毛滴虫虫体，即可做出阴道滴虫病的诊断。

7. 注意事项

（1）女性患者取材时所使用的扩阴器，只能用少量无菌生理盐水湿润，不可使用润滑剂，某些润滑剂对阴道毛滴虫的活动有影响。

（2）从取材到镜检的时间间隔越短越好，20分钟内最佳，否则易影响滴虫的活动性或虫体受到破坏，出现假阴性结果。

（3）气温较低时注意标本的保温，否则影响阴道毛滴虫的活动性，如见到形态相似但无活动性的虫体，可将标本置水浴箱数分钟后再镜检。

二、染色法

1. 检测原理　将标本涂片作染色检查，不仅能清楚地看到被着色的虫体形态和内部结构，还能同时观察到标本中其他微生物和组织细胞相，有助于协助临床综合判断。

2. 检测准备　普通生物显微镜、酒精灯、各种染液、载玻片、试管、吸管、无菌生理盐水等。

3. 标本采集　同"湿片法"。

4. 检测流程

（1）涂片：将所采集的分泌物、尿沉渣、前列腺液等标本，加少量生理盐水制成薄片，置室温自然干燥。

（2）固定：用酒精灯火焰固定或用甲醇固定。

（3）染色：染色方法可选择吖啶橙荧光染色、革兰氏染色、铁苏木素染色、姬姆萨染色、瑞氏染色、巴氏染色或 Leishman 染色等。

（4）结果判读：油镜下查找梨形或椭圆形，细胞核呈椭圆形位于前 1/3 处，有 3~5 根前鞭毛和 1 根后鞭毛，有一根细长的轴由前向后贯穿虫体并伸出体外的形态典型的虫体。

5. 结果报告

（1）镜下可见阴道毛滴虫。

（2）镜下未见阴道毛滴虫。

6. 临床意义　染色后见到形态清晰的虫体结构为滴虫检查阳性，结合临床表现，即可做出阴道滴虫病的诊断。

7. 注意事项　由于涂片、染色过程中有挤压等诸多因素，上述虫体典型结构并非完全可见，也可造成虫体大小悬殊，形态也呈多形性，但是长圆形的细胞核，疏松且有空泡的细胞质，以及偶可见到的 4 根前鞭毛具有一定的特征性，不难辨认。

第二节　培　养　法

1. 检测原理　阴道毛滴虫能在人工培养基中生长,一般培养原虫的培养基均可使用。但需在培养基中加入血清,以提供滴虫生长所必需的生长因子。若标本中滴虫数量较少,显微镜检查检出率较低,可用培养法增殖虫体,以提高检出率。

2. 检测准备　恒温培养箱、普通生物显微镜、滴虫培养基、长颈滴管、载玻片、盖玻片、各种染液。

3. 标本采集　此法适用的标本为女性阴道分泌物、男性尿道拭子和女性尿液标本,采集方法同湿片法,标本采集后立即送检,在无条件立即送检时可接种于滴虫运送培养基中,置室温保存后尽快送检。

4. 检测流程

(1)培养基处理:将培养基 pH 值调试到 5.8~6.0,并在接种前水浴煮沸 10 分钟驱氧。若培养基中未加入血清、抗生素,待其冷却后,加入适量的牛血清、抗生素,商品化成品培养基可直接使用。

(2)培养:将所取标本直接放入滴虫培养基中,放置在 37℃ 恒温培养箱培养。

(3)镜检:培养 48 小时后,用无菌滴管伸入试管底部吸取 0.05ml 培养物进行湿片法或染色法镜检。如为阴性,应继续培养至 6~7 天再镜检一次,必要时离心取沉渣镜检。

(4)结果判读:培养物用湿片法或染色法镜检,观察具有特征性运动方式或染色形态的阴道毛滴虫。

5. 结果报告

(1)阴道毛滴虫生长。

(2)阴道毛滴虫未生长。

6. 临床意义　培养物镜检见到阴道毛滴虫为滴虫培养阳性,结合临床表现,即可做出阴道滴虫病的诊断。

7. 注意事项

(1)取材后应直接将拭子接种到培养基中并尽快送到实验室培养,也可接种到运送培养基中转运,标本要绝对避免冷冻保存。

(2)阴道毛滴虫是兼性厌氧生物,为了降低氧的张力,可在培养基中加入还原剂(如半胱氨酸等)。

(3)阴道毛滴虫好生长于管底,镜检取样时,应使用长颈滴管伸入管底吸取少量培养液做涂片检查。虽经培养虫体仍较少时,需将培养物离心取沉渣做涂片检查。

(4)培养基中加入抗生素后,可获得滴虫的纯培养,但培养时间也相对延长,培养结果观察时间应延长至 6~7 天。

第三节　核　酸　检　测

1. 检测原理　通过核酸扩增阴道毛滴虫特异性基因片段来检测阴道毛滴虫核酸。

2. 检测准备　核酸检测试剂盒、核酸扩增和检测仪器、移液器等相关仪器设备,具体根据各厂家试剂盒的要求不同而各异。

3. 标本采集 核酸检测法适用的标本为女性阴道分泌物、男性尿道拭子以及男女性尿液标本,采集方法同湿片法,标本采集后尽快送检,或者按照试剂盒说明书进行保存和转运。

4. 检测流程

(1) 按照商品化试剂盒说明书进行核酸提取、核酸扩增、扩增产物检测等操作。

(2) 结果判读:根据试剂盒的判读标准,判断是否检测到阴道毛滴虫核酸。

5. 结果报告

(1) 阳性。

(2) 阴性。

6. 临床意义 阴道毛滴虫核酸检测阳性,结合临床症状和流行病学史,可作为阴道毛滴虫感染诊断的依据。

7. 注意事项

(1) 推荐使用国家相关机构认可批准的检测试剂盒,检测时注意环境污染。

(2) 采样不可使用棉拭子,尽量采用试剂盒推荐拭子。

第四节　方　法　评　价

显微镜检查法中的湿片法简便快速,不需特殊试剂耗材,是实验室应用最广泛的阴道毛滴虫实验室检测方法,判断的主要依据是滴虫的活动性,影响因素较多,敏感性不高。该法对有症状的女性患者敏感性是最高的,但也只有50%~70%,而男性标本的敏感性更低,易造成漏检,阴性结果应该谨慎解读。染色法对标本的送检及时性要求不高,在实验条件受限的情况下可作为湿片法的补充,其对实验人员的技术要求较高,实验室常用的染色方法如革兰氏染色、瑞氏染色等镜下形态不清晰,易造成漏检。有研究人员用改良制片技术和染色方法如用推片法制作涂片,用姬姆萨和瑞氏染液按比例混合后染色可以使虫体形态和内部结构更清晰,提高检出率。

培养法是阴道毛滴虫检查的"金标准",特异性好,临床疑似但镜检阴性的标本和无法及时进行湿片法镜检时可采用培养法,还可提高无症状感染、男性尿道感染、慢性感染镜检阴性标本的阳性率。国际上最常用的培养基是改良 Diamonds 培养基,但培养法阳性率受取材、送检时间等因素影响,其对男性标本培养的敏感性较低,培养过程需要5~7天,十分耗时,且需要不断从培养基中吸出样本显微镜下观察,操作烦琐。国际上目前有一种商品化的培养系统(美国),利用一个独立的双室袋,可以直接将培养袋放在显微镜下观察结果,简化了操作流程,同时将培养时间缩短至5天,但此产品目前在国内尚未获得许可。

快速抗原检测是阴道毛滴虫实验室检查的新方法,其灵敏度高于显微镜检查,对实验室条件和技术人员要求较低,并且能够提供快速的检测结果,比培养法更能被实验室和临床所接受。

核酸检测是目前敏感性最高的阴道毛滴虫实验室检测方法,其一次采样可以同时对沙眼衣原体、淋球菌等多种致病因素进行筛查,能显著提高无症状感染者和自觉症状轻微患者的检出率。同时核酸检测也有很高的特异性。目前该方法的局限性主要是仪器设备和试剂耗材成本过高,阻碍了临床实验室的广泛使用,同时目前还缺乏临床实验室的大样本检测数据和权威机构的性能评估数据。此外,国际上还有其他直接检测 DNA 的方法,但在我国尚未获得批准。

第五节　检　测　策　略

对于临床症状明显的女性患者可以采用阴道拭子显微镜检查或培养法,实验室应该对超过运送时间或运输条件不符合的标本进行严格的拒检,以提高检测的敏感性,检测结果与临床不相符时应进行复查,有条件的实验室也可用核酸检测进行补充。对于尿液、男性尿道拭子、女性宫颈拭子、液基细胞等标本建议采用核酸检测。此外,要加大对男性患者和无症状女性患者的筛查,尽可能地发现并治疗感染者,降低人群阴道毛滴虫病的感染率和发病率。

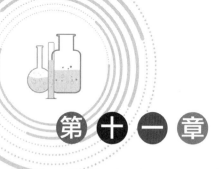

第十一章

生殖道念珠菌病

　　生殖道念珠菌病（或称假丝酵母菌病）是由念珠菌属引起的泌尿生殖道或生殖器官皮肤黏膜原发性或继发性感染。男性患者常表现为念珠菌性龟头炎、包皮龟头炎或尿道炎,主要是通过性接触传播致病。女性患者则表现为外阴瘙痒和阴道分泌物增多或异常,常为条件致病菌,约10%健康无症状妇女的阴道分泌物可培养出念珠菌,75%的育龄妇女一生至少患过1次阴道念珠菌病,其中40%~50%发病2次,而成年人中约5%为复发性外阴阴道念珠菌病。常见的致病念珠菌有白念珠菌、近平滑念珠菌、热带念珠菌、星形念珠菌等,其中以白念珠菌在临床上最为常见,其毒力也最强。

　　常规实验室检测方法包括显微镜检法、培养鉴定法及核酸检测法等,其中显微镜检查法又包括湿片镜检法、革兰氏染色法（干片镜检法）及荧光染色法。

第一节　病原学检测

一、显微镜检法

　　1. 检测原理

　　（1）湿片镜检法

　　1）10%KOH（或无菌生理盐水）法：10%KOH（或无菌生理盐水）可保持念珠菌在组织内的形态,并使菌丝及孢子具淡绿色折光。

　　2）荧光染色法：荧光增白剂与组织中可能存在的念珠菌细胞壁 - 多糖结合,如几丁质和纤维素等,在紫外光的激活下,可使念珠菌显示出荧光,通过荧光显微镜下观察荧光或形态,判断念珠菌的存在。

　　（2）干片镜检法（革兰氏染色法）：分泌物涂片革兰氏染色后,念珠菌的假菌丝及芽生孢子可染成紫色,有利于检出。

　　2. 检测准备

　　（1）显微镜或荧光显微镜、载玻片、盖玻片、酒精灯、取材钝刀等。

　　（2）根据不同的镜检方法选择相应的试剂　10%KOH溶液（或无菌生理盐水）、革兰氏染液、荧光染色液。

　　3. 标本采集

　　（1）男性标本：用灭菌钝刀刮取龟头及冠状沟和阴茎包皮等处皮损的鳞屑及分泌物,或用湿棉拭子擦洗患部皮损留取标本。怀疑有尿道感染者,可用尿道拭子缓慢伸入尿道内2~3cm处取材。

（2）阴道分泌物：应使用灭菌棉拭子从阴道后穹隆处取阴道分泌物。最好取奶酪样、豆渣样的白色凝块。

（3）尿液：有尿道感染时最好收集清晨新鲜中段尿10~20ml，2 000转/分钟离心15分钟，取沉渣进行试验。

4. 检测流程

（1）湿片镜检法

1）直接镜检：用灭菌刮菌刀刮取皮损部位皮屑，将采集的标本放在载物片中央，直接向样本滴加1滴10%KOH溶液（或生理盐水）或荧光染液（以覆盖或淹没整个样本为准），盖上盖片，放置2分钟，轻轻压盖片，用棉拭吸去多余液体，即可镜检。

2）胶纸粘贴法：用宽1cm、长1.5cm左右的透明双面胶带贴于取材部位数分钟后自取材部位揭下，撕去复带在上面的底板纸贴在载物片上，使原贴在取材部位的一面暴露在上面，再滴加10%KOH溶液（或生理盐水）或荧光染液，镜检。

（2）干片镜检法（革兰氏染色法）：将采集的标本直接涂在载玻片上，用酒精灯火焰固定。随后进行革兰氏染色：

1）第一液（结晶紫）：染30~60秒，流水冲洗数秒；

2）第二液（碘液）：染60秒，水洗；

3）第三液（95%乙醇）：脱色到无紫色脱落为止，水洗；

4）第四液（复红）：复染30秒，水洗。自然干燥后镜检。

（3）镜检时先用低倍镜找到标本中的可疑菌丝、孢子或菌体，再用高倍镜或油镜加以证实，即可签发报告。

（4）结果判读

1）镜下观察念珠菌的特征形态，淡绿色折光的假菌丝和成群的卵圆形孢子或芽生孢子，孢子直径为3~5μm。假菌丝节间有明显的狭窄部，芽生孢子往往集中于菌丝分隔处，偶可见到分隔的真菌丝。

2）荧光染色后在荧光显微镜下观察，若具有强荧光的菌丝、卵圆形孢子或芽生孢子形态，可高度怀疑为有念珠菌成分存在，如为弱荧光显现其他形态组织，则可能为细菌或其他组织荧光。

3）经革兰氏染色后假菌丝及芽生孢子均被染成紫色，假菌丝的狭窄部及芽生孢子的特征明显，易于观察。

5. 结果报告

（1）可见假菌丝及芽生孢子。

（2）可见孢子而无假菌丝。

（3）可见菌丝和孢子。

（4）未见到菌丝和孢子。

6. 临床意义

（1）涂片显微镜检的特异性较高，可见菌丝和孢子时可确诊为念珠菌，但不能确定为何种念珠菌，需做培养来进一步确定。

（2）显微镜检查敏感性低，未见到菌丝和孢子时不能排除感染。

7. 注意事项

（1）采集标本方法要准确,需有足够的标本量。未见到菌丝和孢子时也不能排除感染,建议做培养,提高阳性率。

（2）念珠菌性龟头炎患者,如有鳞屑应滴加10%KOH溶液,促进角质溶解,增加透明度,以利于检查。

（3）荧光染色操作时应避免日光或强光直射;不同批号试剂不可滥用。试剂有一定腐蚀性,使用时请谨慎处理。

（4）胶纸粘贴法操作过程中应注意双面胶带粘贴在载物片上时不可贴反,而且要充分展平,否则影响观察。

二、培养鉴定法

（一）培养法

1. 检测原理 念珠菌可在沙氏葡萄糖琼脂（SDA）真菌培养基上生长,形成特征性菌落,可根据菌落形态及显微镜下结构特征做出初步判断。

2. 检测准备 培养箱、沙氏葡萄糖琼脂、一次性接种环。

3. 标本采集 同"显微镜检法"。

4. 检测流程

（1）标本分别接种于沙氏葡萄糖琼脂35℃下培养48~72小时,观察菌落形态;并涂片进行革兰氏染色,镜检。

（2）结果判读:念珠菌接种于沙氏葡萄糖琼脂1天后开始生长。观察菌落形态,菌落为奶油色,闪光,软而平滑。开始颜色呈乳白色或略呈黄褐色,日久颜色略加深,菌落表面发干变硬,表面可有皱褶或毛发状突起。镜下可见有一定排列顺序的真菌丝、假菌丝及成群的芽生孢子。经过48~72小时培养后,在沙氏葡萄糖琼脂上,如果有疑似菌落生长,需进一步通过糖发酵试验等对菌株鉴定到种,方可报告结果。培养7天仍无疑似菌落生长,则表明无念珠菌生长。

5. 结果报告

（1）培养未见念珠菌生长。

（2）培养可见念珠菌生长。

6. 临床意义

（1）培养可见念珠菌生长,可以作为念珠菌感染的依据,尤其对于男性念珠菌性前列腺炎、龟头炎的患者等。

（2）培养的菌落可以用于念珠菌鉴定和药物敏感试验,菌株进一步鉴定到种,对流行病学研究和临床诊疗有一定的意义。

7. 注意事项 采集标本时应注意无菌操作,采集的标本应及时接种,避免杂菌污染。

（二）念珠菌显色培养基鉴定

1. 检测原理 念珠菌在念珠菌显色培养基中生长代谢产生具有种属特异性的酶（氨基己糖酯酶和碱性磷酸酶）,与培养基中相应的底物作用产生明显的菌落颜色,可结合念珠菌菌落的不同颜色和形态特征进行快速鉴定。

2. 检测准备 培养箱、念珠菌显色培养基、一次性接种环。

3. 标本采集 同"显微镜检法"。

4. 检测流程

（1）标本分别接种于念珠菌显色培养基,35℃培养48~72小时,观察菌落形态和颜色,并挑取菌落涂片进行革兰氏染色,镜检。

（2）结果判读:经过48~72小时培养后,观察念珠菌显色培养基上菌落颜色,以及镜下可见菌丝和孢子的状态,对照表11-1报告相对应的念珠菌。显色培养基上白色菌落,需鉴定至种才报告结果。培养7天仍无疑似菌落生长,则表明无念珠菌生长。

表 11-1 常见致病念珠菌在显色培养基上的菌落状态

菌落颜色	直径	菌种
绿色、翠绿色	约2mm	白念珠菌
蓝灰色、铁蓝色	约1.5mm	热带念珠菌
粉红色（模糊有微毛,直径较大）	4~5mm	克柔念珠菌
紫色	约2mm	光滑念珠菌
深绿色		都柏林念珠菌
白色		其他念珠菌

5. 结果报告

（1）培养未见念珠菌生长。

（2）培养可见白念珠菌生长/热带念珠菌生长/克柔念珠菌生长/光滑念珠菌生长/都柏林念珠菌生长。

6. 临床意义 培养可见念珠菌生长,可以作为念珠菌感染的依据,尤其对于男性念珠菌性前列腺炎、龟头炎的患者等。

7. 注意事项

（1）采集标本时应注意无菌操作,采集的标本应及时接种,避免杂菌污染。

（2）光滑念珠菌、热带念珠菌结果判读时间为48~72小时,不可超过72小时。

（3）念珠菌显色培养基结果的判读应选择单个菌落,否则在菌株不纯时菌落颜色交叉,容易导致误判。

（4）有些细菌也具有相同的酶,培养过程中也发生显色反应,应当加以鉴别。

（三）念珠菌生化鉴定系统

念珠菌在沙氏培养基培养24~48小时后,通过厚壁孢子形成试验、芽管试验,可鉴别白念珠菌;根据念珠菌显色培养的结果,可快速简便地分离鉴定出常见的白念珠菌、热带念珠菌、克柔念珠菌、光滑念珠菌等4种念珠菌;对于少数不能显色或显色不充分的菌株可以用商品化的试剂。具体试验方法参考商品化试剂盒。

第二节　药物敏感性测定

药敏试验可分为定量试验和定性试验,定量试验可报告MIC,定性试验可报告念珠菌对药物的敏感(susceptible,S)、中介(intermediate,I)、耐药(resistant,R)。念珠菌药敏试验方法有微量稀释法、琼脂稀释法、纸片扩散法、梯度扩散法(E-test)等,也可通过全自动化操作系统进行体外药敏检测(利用各自动化检测系统进行药敏测定的详细流程可参照商品化试剂盒使用说明书)。本小节将对纸片扩散法及 E-test 进行简述。

1. 检测原理　纸片扩散法又称 Kirby-Baure 纸片扩散法(简称 K-B 法),将含有一定量的抗生素纸片,贴在已涂抹被测菌株的培养基上。经培养后,在药物纸片周围形成透明的抑菌圈,根据抑菌圈大小判断药敏结果。

E-test 结合了琼脂稀释法和纸片扩散法特点,由一个含有梯度抗生素的塑料薄条构成。当 E-test 试条被放在一个已涂抹念珠菌的琼脂平皿时,其载体上的抗生素迅速地释放入琼脂介质,从而在试条下方建立了一个抗生素浓度的连续梯度,经过孵育后,即可见一个以测试条为中心的对称的椭圆形抑菌环,抑菌环与测试条交叉点上的浓度示数即为 MIC 值。

2. 检测准备　药敏纸片或 E-test 药敏试验条、念珠菌培养物、MH-GMB 培养基(MH 基础琼脂 +2% 葡萄糖 +0.5μg/ml 亚甲蓝)、培养箱、比浊仪或比浊管。

3. 标本采集　同"显微镜检法"。

4. 检测流程

(1)挑取纯菌落在生理盐水中配置菌悬液,与标准比浊管进行比对,至浓度为 0.5 麦氏浊度。

(2)使用无菌棉签在菌液中浸润后,均匀涂布于 MH-GMB 培养基上,涂布后晾干平板表面约 10 分钟。

(3)贴加纸片或试验条

1)纸片扩散:用无菌镊子将药敏纸片分别贴在 MH-GMB 培养基上,纸片间距离≥24mm,与平板边缘距离≥10mm。

2)E-test:用无菌镊子将 E-test 药敏试验条刻度面朝上紧贴于 MH-GMB 培养基上,药物最高浓度应靠平板边缘,试条一旦贴上琼脂表面就不能再移动。一般 90mm 平板可平行贴试纸条 1~2 条,150mm 平板可放射状贴试纸条 4~5 条。

(4)贴加纸片或试验条后的平板放置 15 分钟,然后放置于 35℃孵育 20~24 小时。当菌株生长较弱时可延长孵育至 48 小时。

(5)结果判读

1)纸片扩散法:在黑色背景下,量取抑菌圈的直径,以 mm 为单位记录结果。抑菌圈边缘以肉眼见不到菌株明显生长为限。

2)E-test:从椭圆形的抑菌环与试条交界处刻度上读取 MIC。

判读标准参考 CLSI(2017)M60(第一版)酵母菌药物敏感试验标准(见表 11-2)。

5. 结果报告　根据判读标准,报告测试药物对菌株敏感、中介、剂量依赖性敏感或耐药。

6. 临床意义　纸片扩散法操作简便,不需要特殊的仪器设备,一次试验可得出菌株对几种抗生素的结果。

E-test 是琼脂扩散法的改良,可判断药物的 MIC 值。操作方法如纸片扩散法,判定结果如琼脂稀释法。该方法比传统的纸片扩散法测抑菌圈的大小精确可靠。

表 11-2 念珠菌抑菌环直径解释标准和相对应 MIC 折点值

抗菌药物	纸片含量/μg	菌种	抑菌圈直径/mm				稀释法 MIC（mg/L）			
			敏感（S）	中介（I）	剂量依赖性敏感（SDD）	耐药（R）	敏感（S）	中介（I）	剂量依赖性敏感（SDD）	耐药（R）
卡泊芬净	5	白念珠菌	≥17	15~16	—	≤14	≤0.25	0.5	—	≥1
		光滑念珠菌	—	—	—	—	≤0.12	0.25	—	≥0.5
		季也蒙念珠菌	≥13	11~12	—	≤10	≤2	4	—	≥8
		克柔念珠菌	≥17	15~16	—	≤14	≤0.25	0.5	—	≥1
		近平滑念珠菌	≥13	11~12	—	≤10	≤2	4	—	≥8
		热带念珠菌	≥17	15~16	—	≤14	≤0.25	0.5	—	≥1
米卡芬净	10	白念珠菌	≥22	20~21	—	≤19	≤0.25	0.5	—	≥1
		光滑念珠菌	≥30	28~29	—	≤27	≤0.06	0.12	—	≥0.25
		季也蒙念珠菌	≥16	14~15	—	≤13	≤2	4	—	≥8
		克柔念珠菌	≥22	20~21	—	≤19	≤0.25	0.5	—	≥1
		近平滑念珠菌	≥16	14~15	—	≤13	≤2	4	—	≥8
		热带念珠菌	≥22	20~21	—	≤19	≤0.25	0.5	—	≥1
伏立康唑	1	白念珠菌	≥17	15~16	—	≤14	≤0.12	0.25~0.5	—	≥1
		光滑念珠菌	—	—	—	—	—	—	—	—

续表

抗菌药物	纸片含量/μg	菌种	抑菌圈直径/mm				稀释法 MIC（mg/L）			
			敏感（S）	中介（I）	剂量依赖性敏感（SDD）	耐药（R）	敏感（S）	中介（I）	剂量依赖性敏感（SDD）	耐药（R）
伏立康唑	1	克柔念珠菌	≥15	13~14	—	≤12	≤0.5	1	—	≥2
		近平滑念珠菌	≥17	15~16	—	≤14	≤0.12	0.25~0.5	—	≥1
		热带念珠菌	≥17	15~16	—	≤14	≤0.12	0.25~0.5	—	≥1
氟康唑	25	白念珠菌	≥17	—	14~16	≤13	≤2	—	4	≥8
		光滑念珠菌	—	—	≥15	≤14	—	—	≤32	≥64
		克柔念珠菌	—	—	—	—	—	—	—	—
		近平滑念珠菌	≥17	—	14~16	≤13	≤2	4	—	≥8
		热带念珠菌	≥17	—	14~16	≤13	≤2	4	—	≥8
阿尼芬净		白念珠菌					≤0.25	0.5	—	≥1
		光滑念珠菌					≤0.12	0.25	—	≥0.5
		季也蒙念珠菌					≤2	4	—	≥8
		克柔念珠菌					≤0.25	0.5	—	≥1
		近平滑念珠菌					≤2	4	—	≥8
		热带念珠菌					≤0.25	0.5	—	≥1

7. 注意事项

（1）纸片法的纸片必须放置在有干燥剂的容器内低温保存，实验操作时须室温放置 10 分钟后再打开，如立即打开，容易潮解。

（2）E-test 药敏试验条的刻度面须朝上，不得贴反，一旦接触琼脂后不得再移动。

（3）抑菌环与试条左右两边交点位于两个标记值间时，读取较高值，若差异较大，则需重复试验。

第三节　方法评价及检测策略

10% KOH 湿片镜检法操作简单、方便快捷，但由于生殖道分泌物标本细胞干扰成分较多，该法不易观察到芽生孢子和假菌丝，易造成漏检和误检。革兰氏染色法较湿片镜检法敏感性高，特异性好，尤其适合生殖道分泌物的大规模检查。荧光染液能将菌丝或孢子进行荧光标记，便于寻找，易于鉴别，检测灵敏度高于 10% KOH 湿片镜检法，但对检验人员的经验及技术水平要求高，是一种适合临床的快速有效的真菌镜检方法。显色培养法可用于念珠菌的分离和鉴定，但只对白念珠菌和热带念珠菌的特异性和敏感性较高。目前，国内常规实验室鉴定生殖道念珠菌主要是依赖于包括商品化生化反应在内的传统试验，其中以 ATB ID 32 C 鉴定试条最为常用。ATB ID 32 C 鉴定试条系统鉴定常见的念珠菌效果良好，但在鉴定罕见酵母菌种方面准确度明显下降。此外，近年来的研究结果表明，一些以 PCR 为基础的方法和 MALDI-TOF MS 技术在临床生殖道念珠菌的检测中具有良好的效果。

目前，真菌的抗真菌药物敏感试验测定方法有多种，但均各有利弊。CLSI 推荐的微量稀释法具有重复性好、一致性高的特点，而被定为真菌药敏试验的参考方法；但检测较费时和烦琐，适于少量菌株的试验。药敏板条操作简便，结果容易判读，相对于标准化微量肉汤稀释法准确性较好，具有较好的应用价值。E-test 和纸片扩散法，操作相对简便易行，不需特殊的实验仪器。纸片扩散法易受许多技术因素的干扰，而 E-test 试条的价格较高，临床上难以选为常规方法。而国内应用的一些商业化抗真菌药物敏感性试验方法，具有操作简便，结果判读客观、量化，试板易于保存的特点，能及时为临床提供确切的 MIC 值。值得注意的是，该类方法的某些因素如菌悬液的浊度、孵育的温度、湿度以及孵育的时间对试验结果均有不同程度影响。为了确保结果的准确性和可信性，要严格规范操作，准时读取结果。

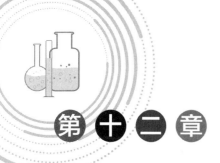

第十二章

细菌性阴道病

细菌性阴道病（bacterial vaginosis，BV）在成年女性中流行比例高，国内部分地区，孕妇人群中患病率为15.6%~15.9%，普通成年女性患病率为10.5%；国外，非洲地区在19~49岁女性中，患病率达到33%~44%；美国14~49岁女性中，普通女性患病为29%，非裔美国女性患病率为50%，绝经后妇女中患病率为23%~38%。细菌性阴道病可诱发各种阴道、子宫、输卵管等器官部位的炎症，孕妇患者可引起流产、死胎等情况发生，也可影响胎儿发育等临床危害。

细菌性阴道病主要是由于阴道正常菌群的生态平衡发生紊乱，优势菌群乳酸杆菌大量减少甚至消失，而阴道加特纳菌、厌氧菌及人型支原体等微生物过度生长而引起的一种伴有阴道分泌物性质改变的常见疾病。细菌性阴道病的实验室检测有pH值测定、胺试验（或嗅试验）、线索细胞检查等。

第一节　pH值测定

1. 检测原理　细菌性阴道病感染时，阴道加特纳菌、厌氧菌及支原体等微生物过度生长，导致乳酸杆菌产生的乙酸浓度降低，而厌氧菌的代谢产物如腐胺、尸胺和三甲胺增多，使阴道分泌物pH值升高。

2. 检测准备　载玻片、精密pH试纸（3.8~6.0）。

3. 标本采集　插入窥阴器后，用无菌棉拭子从阴道侧壁或后穹隆处取阴道分泌物。

4. 检测流程

（1）无菌棉拭子取出分泌物后，直接与pH试纸接触，观察pH值。

（2）结果判读：根据pH试纸上的颜色变化和标准值进行对照比较，来判定阴道分泌物pH值。

5. 结果报告　直接报告pH值。

6. 临床意义　正常成人阴道分泌物呈酸性，pH值为4.0左右。在细菌性阴道病感染时pH值通常大于4.5，可作为诊断细菌性阴道病的指标之一。

7. 注意事项　做阴道分泌物pH测定时，注意不要接触到宫颈黏液，因为宫颈黏液的pH值（7.0）高于阴道分泌物。

第二节　胺试验（嗅试验）

1. 检测原理　细菌性阴道病时，正常菌群乳酸杆菌大量减少或消失，而阴道加特纳菌、厌氧菌及支原体等微生物过度生长,所以在分泌物中滴加10%KOH溶液可导致游离胺释放,产生典型的鱼腥样气味,该试验被称为胺试验(也称为嗅试验)。

2. 检测准备　载玻片、10%KOH溶液。

3. 标本采集　同"pH值测定"。

4. 检测流程

(1)取阴道分泌物放置于载玻片上,加一滴10%KOH溶液,然后立即闻其气味。

(2)结果判读:闻到胺味或鱼腥样气味,判读为胺试验阳性,否则为阴性。

5. 结果报告

(1)阳性。

(2)阴性。

6. 临床意义　胺试验结果阳性说明分泌物有阴道加特纳菌、厌氧菌及支原体等微生物过度生长,可作为诊断细菌性阴道病的指标之一。

7. 注意事项

(1)做胺试验时,应在加10%KOH溶液后立即闻其气味,超过数秒即不易闻到。

(2)精液呈碱性,性交时,精液排入阴道后,也可释放胺味,故可询问患者性交后自觉有无闻到鱼腥味来证实。

第三节　线索细胞检查

线索细胞检查包括湿片法和革兰氏染色法。

一、湿片法

1. 检测原理　细菌性阴道病时阴道正常菌群发生变化,乳酸杆菌大量减少或消失,而阴道加特纳菌、厌氧菌等过度生长。此外,加特纳菌和厌氧菌吸附在阴道鳞状上皮细胞表面以及细胞的溶解,使细胞边缘模糊不清呈锯齿状,形成有特殊外观的线索细胞。

2. 检测准备　显微镜、载玻片、盖玻片、生理盐水。

3. 标本采集　同"pH值测定"。

4. 检测流程

(1)在载玻片上加一滴生理盐水,将阴道分泌物与生理盐水混合成悬液,加上盖玻片后,在高倍镜下观察。

(2)结果判读

1)线索细胞为阴道鳞状上皮细胞表面覆盖许多球杆菌(主要是加特纳菌,有时合并有厌氧菌),使细胞呈斑点状、颗粒状外观,细胞边缘模糊不清呈锯齿状。

2)镜下见到上述特征细胞为阳性,镜下未见到上述特征细胞为阴性。

5. 结果报告

(1)可见线索细胞。

(2)未见线索细胞。

6. 临床意义　当线索细胞阳性并占全部上皮细胞的20%以上时可作为诊断细菌性阴道病的指标之一。

7. 注意事项 采样部位应正确。

二、阴道菌群革兰氏染色法

1. 检测原理 细菌性阴道病时,正常菌群乳酸杆菌减少,而阴道加特纳菌及一些厌氧菌过度生长。通过观察不同菌群的形态和数量,建立 Nugent 评分标准,用于细菌性阴道病的诊断。

2. 检测准备 显微镜、载玻片、革兰氏染液。

3. 标本采集 同"pH 值测定"。

4. 检测流程 将采集的标本直接涂在载玻片上,用酒精灯火焰固定。随后进行革兰氏染色:

(1) 第一液(结晶紫):染 30~60 秒,流水冲洗数秒。

(2) 第二液(碘液):染 60 秒,水洗。

(3) 第三液(95% 乙醇):脱色 30~60 秒,水洗。

(4) 第四液(复红):复染 30 秒,水洗。

(5) 油镜下观察。

(6) 结果判读:采用 Nugent 评分标准(表 12-1)。

表 12-1 Nugent 评分标准

细菌形态	每一种形态的分值				
	0	1+	2+	3+	4+
大的革兰氏阳性杆菌	4	3	2	1	0
小的革兰氏阴性 / 变异杆菌	0	1	2	3	4
弧形革兰氏阴性 / 变异杆菌	0	1	1	2	2

注:1+:1 个 /1 000 倍;2+:1~5 个 /1 000 倍;3+:6~30 个 /1 000 倍;4+:>30 个 /1 000 倍。<4 分为正常,4~6 分为中间型,>6 分提示细菌性阴道病

5. 结果报告 按分值报告。

6. 临床意义 不同菌群的形态和数量,根据 Nugent 评分标准,其分值是作为诊断细菌性阴道病参考依据。

7. 注意事项 采样部位应正确。

第四节 方 法 评 价

细菌性阴道病时,pH 值测定的敏感性较高(92%~97%),但特异性低。若阴道分泌物污染了经血、宫颈黏液或有滴虫感染时,pH 值亦可增高。胺试验的敏感性为 40%~80%,但特异性较高。线索细胞检查革兰氏染色镜检的敏感性和特异性分别为 89% 和 93%。Nugent 评分标准对诊断细菌性阴道病的敏感性和特异性较高。其他方法如脯氨酸氨基肽酶卡片试验可检测 pH 值和三甲胺,但敏感性和特异性较低,BV blue 试验可检测唾液酸酶的活性,虽

然操作简单,但是特异性很低,故不作为常规检测使用。此外,PCR方法和培养法可用来检测阴道加特纳菌,但由于细菌性阴道病是多种菌群综合引起的,故利用这两种方法来诊断细菌性阴道病,特异性较低,因此不建议采用这些方法进行细菌性阴道病检测。联合检测技术是综合评价女性阴道分泌物阴道菌群微生态指标(包含BV致病菌阴道加特纳菌的分泌物唾液酸酶、阴道清洁度和是否有炎症的指标白细胞酯酶),仅作为筛查阴道炎和辅助诊断BV的参考,最终结果应根据患者临床症状、疾病史、用药史、近期身体情况等因素加以分析判断。

第五节　检 测 策 略

细菌性阴道病的检测流程图见图12-1,诊断指标如下:

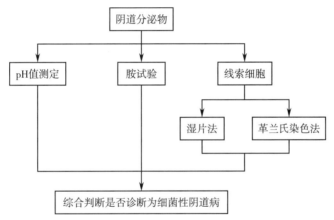

图12-1　细菌性阴道病检测流程图

1. 阴道壁上附有稀薄而均匀一致的灰白色分泌物。
2. 阴道分泌物的pH值大于4.5。
3. 胺试验(嗅试验)阳性。
4. 阴道分泌物镜检线索细胞阳性。

以上4个指标中满足3个,且第4个指标是必需条件,就可诊断为细菌性阴道病。

以上检测内容均应同时进行检测。

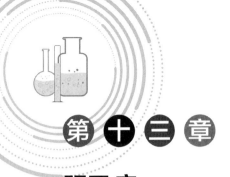

第十三章

阴虱病

　　阴虱病是虱病的一种,是由耻阴虱寄生于阴部及肛门周围皮肤、毛发并叮咬皮肤引起的瘙痒性寄生虫类皮肤病,主要通过性接触而传播,常为夫妇共患,而以女性为多见。阴虱病呈世界性分布,20世纪70年代,WHO将阴虱病列为性传播疾病之一。

　　阴虱病实验室检测主要是显微镜检查阴虱或阴虱卵。

第一节　显微镜检查

　　1. 检测原理　阴虱为体外寄生虫,头部略呈菱形,胸部宽短有3对足,前足细长,中后足末端较大,形成抓握器,腹部较短有分隔,整体酷似螃蟹,又名"蟹虱"或"蟹爪虱"。阴虱卵俗称虮子,呈卵圆形,乳白色、淡黄褐色或铁锈色,有光泽,长约0.8mm,宽约0.3mm,常斜向附着于阴毛上。临床检查可发现患者阴毛或其他体毛上黏附有阴虱或卵,可依据其特殊的形态进行鉴定。

　　2. 检测准备　镊子、小剪刀、篦子梳、玻璃平皿、显微镜、载玻片、盖玻片、无菌生理盐水(或10%KOH溶液、酒精灯)、透明胶贴。

　　3. 标本采集

　　(1)用镊子取下阴毛区疑似淡褐色阴虱虫体待查。

　　(2)用小剪刀剪下阴毛区黏附有疑似阴虱卵的阴毛待查。

　　(3)用镊子取下腹股沟或耻骨区部位类似皮疹痂皮的疑似阴虱虫体待查。

　　(4)用细密的篦子梳下阴毛上的疑似阴虱放置于玻璃平皿内,肉眼观察虫体。

　　(5)取透明胶贴,粘贴皮肤患处疑似阴虱或卵待查。

　　4. 检测流程

　　(1)生理盐水法:将待检标本放置于载玻片上,加1~2滴生理盐水盖上盖玻片,于显微镜下检查。

　　(2)10%KOH溶液法:将待检标本放置于载玻片上,加1~2滴10%KOH溶液,在酒精灯上微加热后,盖上盖玻片,于显微镜下检查。

　　(3)透明胶贴法:将粘贴有疑似阴虱或卵的透明胶贴粘贴于载玻片上,在显微镜下检查。

　　(4)结果判读:显微镜下见到阴虱或阴虱卵。

　　5. 结果报告

　　(1)镜下可见阴虱和/或阴虱卵。

　　(2)镜下未见阴虱或阴虱卵。

6. 临床意义 体毛上找到阴虱和／或卵,结合患者的临床症状及流行病学史,可作为阴虱病诊断的依据。

7. 注意事项

(1)需制备标准形态阴虱和卵的质控片,检测时进行对照。

(2)阴虱或卵通常只附着于阴毛上,但也有附着于阴部皮肤或肛门的体毛上,偶见寄生于腋毛、胸毛、眉毛、睫毛、胡须、腹部和小腿上等处,头皮也可以见到,特别是发际处,取材时应注意阴毛以外部位。

(3)阴虱外部形态特征和体虱不同。体虱灰白色,身体长度大于宽度,中后腿较短,镜下需注意鉴别。

(4)镊子、小剪刀、玻璃平皿和篦子梳用毕注意消毒或杀虫。

第二节　检　测　策　略

阴毛及其附近部位皮肤瘙痒;可见到抓痕、血痂或继发的脓疱病及毛囊炎或炎性丘疹;患者耻骨区及股内侧皮肤上可见到青斑,要考虑阴虱检查。

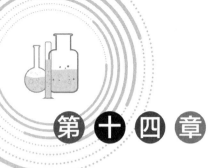

第十四章

质量管理

性病实验室在性病的临床诊疗与预防控制中发挥着重要作用,其检测结果的准确性,直接影响着性病的临床诊断、药物选择和疗效判断,以及疫情监测、行为干预和项目评估等。性病病原体包括细菌、病毒、真菌、衣原体、支原体、螺旋体、原虫和寄生虫等,其实验室检测涉及细菌学、真菌学、免疫学、细胞培养及分子生物学等实验室及检测技术,操作技术较为复杂,因此,性病实验室检测质量至关重要。

全面性病实验室质量管理应从质量保证和质量控制2个方面开展工作。

第一节 质 量 保 证

1. 实验室的设置　性病病原体种类多、检测实验方法及要求各不相同,涉及细菌学、免疫学和分子生物学等实验室,所有从事性病检测的实验室均应符合生物安全二级实验室的要求,并配备相应的仪器设备。

2. 人员的培训　从事性病实验室检测的人员上岗前须接受性病检测技术的培训,并定期接受复训。岗前培训可使从事相关检测的人员不仅能够熟练掌握所开展检测方法的原理和操作技术,并且理解各种方法的结果解释和临床意义。定期复训可使从事性病检测的技术人员掌握新技术与进展。

3. 检测方法和试剂　按照相关行业标准或指南规定选择合适的检测方法和经国家相关机构批准的试剂,推荐选用经过临床评估性能较好的试剂,以期达到较高的临床诊断价值。

4. 设备维护与校准　制定性病实验室设备的维护与校准制度,以保证设备的正常运转。

5. 文件和文件管理

(1)质量手册:根据各级相关机构的质量要求,对质量体系作概括表述、阐述及指导质量体系实践的主要文件,是性病实验室质量管理和质量保证活动应长期遵循的纲领性文件。质量手册:①在实验室内部,由院长或科主任批准发布的、有权威的、实施各项质量管理活动的基本法规和行动准则;②具有质量保证能力的文字表述和书面证据,对外部实行质量保证,证明实验室质量体系存在,并取得其他实验室和临床信任的手段;③为协调质量体系有效运行提供了有效手段,也为质量体系的评价和审核提供依据。

(2)程序文件:根据ISO15189:2012《医学实验室质量和能力的要求》,程序文件规定完成某项工作的一般流程,如信息保密程序、仪器设备管理程序、投诉处理程序、内审管理程序、新检验项目管理程序、记录管理程序、纠正措施程序等;阐明与质量活动有关人员的职责、权限、相互关系,规定各项活动的方法和评定的准则,执行、验证和评审质量活动的依据等,使各项活动处于受控状态。

（3）SOP:根据本实验室开展的检测方法制定相应的SOP,SOP应由各岗位工作人员撰写,如更换检测方法、试剂等应及时修订。SOP应包括以下内容:标题和编号、编写和修改日期、编写和修订人员姓名、方法原理、检测设备和试剂、检测操作步骤、健康和安全注意事项、结果的解释和报告以及出现问题时所采取的措施、附录（包括相关的附加文件如标准表格、设备和试剂盒说明书等）。

6. 建立有效的医技人员沟通机制

（1）质量讲评:及时听取和反馈临床提出的检测质量问题或建议。

（2）技术交流:新技术推广、国际国内性病诊疗技术指南宣贯和应用等。

（3）病例分析:分享案例,发掘诊疗技术、手段等应用价值。

（4）公共卫生管理政策:性病是国家监测的传染病,涉及公共卫生安全,需要及时掌握。

第二节 质 量 控 制

一、室内质量控制

室内质量控制是指实验室工作人员采用一定的方法和步骤,连续评价实验室工作的可靠程度,旨在监控本实验室常规工作的精密度,提高本实验室常规工作中批内、批间样本检测的一致性,以确定实验结果是否可靠,可否发出报告的一项连续性工作。通过实时全过程质量控制来得到可靠的实验结果。

全过程质量控制包括分析前、分析中和分析后3个阶段。具体流程表现为:医生根据患者的临床表现开出合适的检验申请单→标本的正确采集与运输→标本的正确处理与保存→选择合适的检测方法进行检测→质控样本的评估→结果判定与报告→临床疾病的诊断。

（一）检验项目申请单

临床医生通过患者的流行病学史、临床表现与体征,以及所在机构实验室的技术能力和开展的项目,开具合适的检测申请单,以提高检测的敏感性。如:一期梅毒硬下疳期,梅毒病原体检测是早期诊断的首要方法,而血清学是辅助检测;二期梅毒皮损期,血清学检测的敏感性特异性近100%,血清学检测是二期梅毒诊断的首要方法,而病原学检测仅为辅助检测;三期梅毒时首选梅毒螺旋体血清学试验;怀疑神经梅毒时选择脑脊液的VDRL或梅毒螺旋体血清学试验(Tp-IgM);先天梅毒时选择母婴非梅毒螺旋体血清学试验和婴儿梅毒螺旋体血清学试验(Tp-IgM)等。实验室应定期为医生提供实验室开展检测项目的信息,以便医生能够合理开具检测项目申请单。不同性病诊断适宜检测项目参见表14-1。

表 14-1 不同性病推荐开展检测项目一览表

病种		检测项目	检测样品
梅毒	早期梅毒	梅毒螺旋体暗视野显微镜检查、镀银染色或核酸检测	皮损组织液
		梅毒血清学检测(非梅毒螺旋体血清学试验,梅毒螺旋体血清学试验,梅毒IgM检测)	血液

续表

病种		检测项目	检测样品
梅毒	先天梅毒	梅毒螺旋体暗视野显微镜检查、镀银或核酸检测	皮损组织液
		梅毒血清学检测（非梅毒螺旋体血清试验，梅毒螺旋体血清学试验，梅毒 IgM 检测）	血液
	神经梅毒	梅毒螺旋体核酸检测 梅毒血清学检测（VDRL，梅毒螺旋体血清学试验）	脑脊液
	隐性梅毒	梅毒血清学检测（非梅毒螺旋体血清试验，梅毒螺旋体血清学试验）	血液
	疗后随访	梅毒血清学检测（非梅毒螺旋体血清学定量试验）	血液
淋病	男性淋菌性尿道炎	淋球菌涂片 培养及药物敏感性试验 或淋球菌核酸检测	尿道分泌物 尿道分泌物、尿液（因试剂盒而定）
	女性淋病或口腔、直肠淋病等	淋球菌培养及药物敏感性试验或核酸检测	分泌物
生殖道沙眼衣原体感染	无症状感染者	沙眼衣原体核酸检测	生殖道拭子、尿液（因试剂盒而定）
	有症状感染者	沙眼衣原体核酸检测 或沙眼衣原体抗原检测	生殖道分泌物、尿液（因试剂盒而定）
生殖器疱疹	有疱疹症状	HSV1/2 核酸检测 或培养 或血清学检测	皮损基底、疱液拭子 血液
	无疱疹症状	HSV-1/2 血清学检测	血液
尖锐湿疣	疑似症状	醋酸白试验 HPV 核酸检测	皮损部位 皮损拭子
	有疣体表现	组织病理 或 HPV 核酸检测	组织
人类免疫缺陷病毒感染	疑似病例	HIV 血清学 或核酸检测	血液
性病性淋巴肉芽肿	溃疡	沙眼衣原体核酸检测 或沙眼衣原体抗原检测	溃疡拭子
	疑似病例	沙眼衣原体血清学检测	血液
软下疳	溃疡	杜克雷嗜血杆菌涂片或培养	溃疡拭子
阴道滴虫病		滴虫涂片（干片或湿片） 或培养 或核酸检测	阴道拭子、男性尿道拭子
生殖道念珠菌病		念珠菌涂片（干片或湿片），培养	阴道拭子 尿道拭子
细菌性阴道病		BV 涂片（干片或湿片）	阴道拭子

（二）标本的采集、运输与接收

1. 标本的采集　病原学检测一定要采集合适足量的标本。如梅毒硬下疳或皮损时，应尽可能采集组织液，并尽快送检。如沙眼衣原体感染，应尽可能采集易感部位的柱状上皮细胞，并尽快送检。血清学检测样本应避免细菌污染、溶血、乳糜或浑浊等。脑脊液标本应无色清澈透明，无血液污染。

2. 标本的运输　临床采集标本采用密闭容器内常温下转移至实验室，长距离运输应根据样品类型和检测方法等，采用合适容器、保存方式和温度进行运输。

3. 标本的接收　标本接收后，应及时登记或录入详细资料，包括受检者编码、姓名、性别、年龄、送检人、送检日期、备注等，并对标本的质量进行评估，如溶血、脂血，脑脊液是否有血液污染等。对于不合格标本进行标注和拒收。

（三）检测方法与检测试剂的选择

在选择实验室检测方法与试剂时，要遵循如下原则：

1. 开展与医疗机构承担的任务相符合的检测项目。

2. 满足本实验室技术能力和质量控制范围的检测。

3. 方法学上要选择疾病进展的不同阶段具有敏感性高、特异性强的方法。

4. 试剂要选择敏感性高、特异性强的优质试剂，临床上具有较高的阳性与阴性结果预测值。初筛试验要选择敏感性高的试剂，确证试验要选择特异性高的试剂。

（1）敏感性（sensitivity）：敏感性是指在感染者中该法检测出阳性结果的样本占感染者总数的百分比。漏诊率 =1- 敏感性

（2）特异性（specificity）：特异性是指在非感染者中该法检测出阴性结果的样本占非感染者总数的百分比。误诊率 =1- 特异性

5. 敏感性与特异性是在感染与非感染者中测定后得出的数据，是固有的数据，不会随着疾病的流行率而改变，但在不同的流行率下，检测阴性或阳性结果与实际患病情况的符合程度不同。因此，要通过阳性结果预测值与阴性结果预测值进行临床结果的解释（表 14-2）。

表 14-2　4 种检测指标的计算方法

	感染者	非感染者	总数
检测阳性	A	B	A+B
检测阴性	C	D	C+D
合计	A+C	B+D	A+B+C+D

A:真阳性数，B:假阳性数，C:假阴性数，D:真阴性数

敏感性 =A/（A+C）× 100%；

特异性 =D/（B+D）× 100%；

PPV=A/（A+B）× 100%；

NPV=D/（C+D）× 100%

（1）阳性结果预测值（positive predictive value，PPV）：是指在一定感染流行率的人群中，真正感染者所占某试验检测阳性患者的百分率，即检测阳性判断临床感染的可靠性。

（2）阴性结果预测值（negative predictive value，NPV）：是指在一定感染流行率的人群中，

非感染者所占某试验检测阴性人群的百分率,即检测阴性排除临床感染的可靠性。

(四)试剂的质量控制

1. 试剂盒 使用的检测试剂必须是经过国家相关机构注册批准,临床评估质量优良并在有效期内的试剂。试剂更换批号时应对不同批号的试剂进行平行检测,以发现试剂之间的批间差。试剂应根据说明书要求进行储存,以确保试剂的稳定性,不能使用过期试剂。

2. 试剂盒质检 试剂盒质检包括两方面,一是对内、外包装的检查;二是对试剂盒测定性能的检查。

(1)试剂盒包装检查:外包装的检查包括厂家名称、检测目的、批准文号、批号和有效期等。禁止使用假冒伪劣或过期试剂。内包装的检查主要看试剂瓶是否漏液、真空包装是否破损、试剂是否齐全,是否有使用说明书,是否需要冷链条件下进行运输等。

(2)测定性能检查:每批试剂用内部阴性、阳性标本对照和外部强阳性、弱阳性及阴性对照进行定性测定,定量试验用外部定值血清测定,所有的质控样本结果与靶值一致或在靶值允许误差范围内,表明试剂合格。质控登记本上需记录好操作日期、试剂批号、质控结果、操作者等信息。

(3)如果试剂盒出现以下问题,提示存在质量隐患,应引起重视:运输包装内盒或试剂盒的物理损伤,在包装内存在混杂物质,标签出现错误、缺失或字迹模糊(特别是产品名称或出产厂家名称,批号和货号,失效期和生产日期),泄漏或污染,存放环境条件不适宜,性能试验未达到质量标准等。

(五)仪器设备的质量控制

1. 仪器设备的日常管理 应设立常用仪器设备的专人负责制、日常管理使用制度,以保障仪器正常运转。如对使用的冰箱应每天观察温度,记录温度变化,一旦超出允许范围,应进行调整。

2. 仪器设备的维护 建立所有相关仪器设备应定期维护和校准制度。维护应有专人负责,仪器的维护根据需要分日维护、周维护、月维护、季维护和必要时维护。根据仪器内具有的校准程序或使用校准板、或由厂家和计量部门对仪器的精密度进行定期校准并记录。

实验过程中任何仪器发生异常情况,应随时进行处理,可根据使用情况更换必要的部件。

3. 仪器计量器具设备的校准 实验室所有的精密计量仪器应建立定期校准制度,以保证实验结果的准确性。校准一般分为定期校准和必要时校准。定期校准是根据仪器的性能特点制定校准周期。

(六)实验操作严格按照 SOP 进行

必须严格按照 SOP 操作,以避免或减少因不同操作者所引起的误差,增加检验结果的重复性。建立质控物检查制度,评价每批次实验的正确性。质控品可以通过购买商品化产品或已知临床样本自制获得。

1. 质控品的组成 应该购买商品化或者自制的质控品,可包括强阳性、弱阳性(临界值)和阴性的定值质控品。试剂盒内的阳性和阴性对照品不能替代监测实验室检测质量的质控品。

室内质控品的使用和质量要求:每一次实验必须使用室内质控品,以便监控实验的重复性。同时可以了解各批试剂盒的批间或孔间差异。梅毒、疱疹等血清学室内质控监测变异

（CV<15%），并且质控品应稳定、无菌，且不含有影响试剂反应的防腐剂。

2. 质控品制备

（1）血清质控品的制备（以梅毒为例，其他病种参考）

1）日常临床血清样本（排除黄疸、脂血、溶血，以及 HIV、乙肝两对半、丙肝试验阳性者）若干份，以及两者均阴性的正常血清，-20℃保存。

2）将血清取出恢复至室温，56℃水浴灭活 30 分钟。将血清高速离心后，取上清，用孔径为 0.45μm 的过滤器过滤后混合。

3）强阳性、弱阳性血清质控品的制备，可采用正常人血清稀释梅毒患者血清至所需滴度，经检测试剂重复测定 20 次结果一致；定值血清制备是用阳性血清作适当比例稀释而成，重复测定 20 次，记录每次结果，求得平均滴度数为靶值滴度，或计算出 S/CO 值作为 ELISA 或 CLIA 定值血清。

4）梅毒非特异性抗体试验的质控品靶值一般制备成 1：8 至 1：16 滴度，梅毒特异性抗体试验的质控品靶值一般滴度 TPPA/TPHA 为 1：320、ELISA/CLIA 试验为 Cut-off 值的 3~5 倍。注明批号、日期，分装，-20℃保存。稳定期至少 1 年。

（2）病原学质控样本的制备

方法一：阳性血液样本

实验室可以参照 CNAS-GL005：2018，《实验室内部研制质量控制样品的指南》的要求进行血液标本的质量控制样品的内部研制。

1）保留日常病原体检测阳性的血液样本（除外 HIV 等）若干份，-20℃保存。

2）将上述样本取出恢复室温，用生理盐水按照 10 倍梯度进行稀释，将稀释后的样本进行病原体抗原或核酸测定，每个浓度设置 3 个复孔，记录测定结果。

3）以临界阳性的稀释浓度作为此份外部质控品的靶浓度。

4）配制多份，分装，注明批号、规格、制备日期、有效期，保存信息等。

方法二：阳性培养物

1）将实验室保存的标准株培养物从冰箱取出，恢复室温，用生理盐水按照 10 倍梯度进行稀释。

2）将不同浓度菌液进行抗原或核酸扩增测定，每个浓度设置 3 个复孔，记录测定值。

3）以临界阳性的标准株稀释浓度作为此份外部质控品的靶浓度。

4）配制多份，分装，注明样品信息、批号、日期、有效期，保存信息等。

5）此方法制备的质控品可监测病原学检测的全过程。

3. 试验中质控　每批次试验前，将试剂、试剂盒内阴性、阳性对照品及质控品血清取出，放置于室温 30 分钟，恢复至室温。定性试验时，试剂盒内部阴性、阳性质控品及外部强阳性、弱阳性和阴性质控品按定性试验步骤进行检测；定量试验时，将已知的定值血清按定量试验步骤进行。所有操作过程，均按日常患者标本血清检测条件进行，包括室温、试剂批号、实验设备、实验步骤等。结果判定首先读取质控样本的结果，各质控样本结果与靶值相符，表明本次试验有效，然后读取临床待测样本结果，并进行质控和结果记录，妥善保管原始数据。

（1）淋球菌检测质量控制

1）分泌物涂片革兰氏染色显微镜镜检质量控制：在同一载玻片上，需要用已知的金黄色葡萄球菌及大肠埃希氏菌作革兰氏阳性及阴性对照。质控时间间隔可根据实验室开展此项实验的周期决定。每次更换试剂必须进行质控实验。

2）培养基的质量控制：每一批培养基都需要进行无菌试验、淋球菌生长试验（可采用WHO参考菌株）以及杂菌抑制试验[可采用大肠杆菌（*Escherichia coli* ATCC 25922），表皮葡萄球菌（*Staphylococcus epidermidis* ATCC 12228），干燥奈瑟菌（*Neisseria. sicca* ATCC 9913）和白色念珠菌（*Candida albicans* ATCC 14053）菌株]。

3）氧化酶试验质量控制：可以用氧化酶试验阳性对照菌株（如WHO淋球菌参考菌株），以及氧化酶试验阴性菌株如表皮葡萄球菌（*S. epidermidis* ATCC 12228）或大肠杆菌（*E. coli* ATCC 25922）进行质控。

4）糖发酵试验质量控制：自配试剂或购买的商业化试剂盒需要使用淋球菌参考菌株进行质控，如WHO发布的参考菌株盘，另外还要使用奈瑟菌属的其他菌种进行质控，如脑膜炎奈瑟菌（*N. meningitides* ATCC BAA-335），乳糖奈瑟菌（*N. lactamica* ATCC 23970），干燥奈瑟菌（*N. sicca* ATCC 9913）和灰色奈瑟菌（*N. cinerea* ATCC 14685）。

5）核酸扩增检测质量控制：开展每批实验时都要加入已知的阳性与阴性样本进行质量控制。

6）药敏检测的质量控制：每批实验要加入已知MIC值范围的参考菌株（推荐WHO参考菌株），判读结果时应先确认参考菌株MIC值在参考范围内，否则实验无效。每批次新配置的抗生素溶液使用前也需用参考菌株进行MIC值的验证。

（2）梅毒检测质量控制

1）梅毒螺旋体病原学检测质量控制：包括暗视野显微镜检查、镀银染色检查、直接免疫荧光检测等质量控制。选用非病原性的螺旋体质控液，如溃蚀齿密螺旋体（*T. phagedenis*）悬液，涂片后进行暗视野显微镜检查的质量控制；选择梅毒螺旋体培养物涂片作为阳性对照进行镀银染色或直接免疫荧光法检测的质量控制。

2）梅毒血清学试验质量控制：试验区域适宜的温度18~29℃，湿度50%~80%。试验区域温度>29℃会增加反应性，试验区域温度<18℃会降低反应性。水平摇床用于VDRL的转速为（180±2）转/分钟，用于RPR或TRUST的转速为（100±2）转/分钟，在水平位置上圆周偏转直径为1cm。实验室可自行制定相应的标准化文件，进行日常维护。非梅毒螺旋体血清学试验的定量滴管满足（60±1）滴/ml，即17μl/滴。每月进行水平摇床转速与滴管的校正，并记录。梅毒螺旋体血清学试验，如梅毒螺旋体颗粒凝集试验的定量滴管满足（40±1）滴/ml，即25μl/滴。

每批次检测时，质控品随临床待检样品、对照品同步检测。定性质控品的检测符合预期定性结果，定值质控血清结果为靶滴度±1个滴度，表明检测系统受控，检测有效。质控品的检测不符合预期结果，本次检测失控，不可签发临床样品检测报告，查找整个检测系统的试剂、技术和管理等的失控原因，纠正失控后，可签发报告。质控登记本上需记录操作日期、试剂批号、质控结果、操作者等信息。

（3）沙眼衣原体检测质量控制：包括细胞培养法、抗原检测法和核酸检测法。

每批次检测时，质控品随临床待检样品、对照品同步检测。细胞培养使用−70℃保存的具有活力的沙眼衣原体菌株，抗原和核酸检测法使用已知浓度的强阳性和临界阳性沙眼衣原体培养物作为外部质控品，其他非衣原体细菌培养物作为阴性对照，检测符合预期定性结果,表明检测系统受控,检测有效。

(4)生殖器疱疹检测质量控制:病原学检测包括细胞培养法、抗原和核酸检测,血清学检测包括抗 HSV-1 型和抗 HSV-2 型的 IgG 抗体检测。

病原学检测时,临床待检样品与对照品同步检测。细胞培养使用已知 -70℃保存的 HSV 活菌株,抗原和核酸检测法使用已知的 HSV-1 型和 HSV-2 型培养物作为阳性对照,其他细菌培养物作为阴性对照,检测符合预期定性结果,表明检测系统受控,检测有效。

血清学检测时,随临床待检样品、对照品同步检测。定值质控血清结果为允许误差范围,表明检测系统受控,检测有效。质控登记本上需记录操作日期、试剂批号、质控结果、操作者等信息。

(5)HPV 核酸检测质量控制:每批次检测时,随临床待检样品,同步检测内部阴性与阳性对照品,阴性、强阳性和临界阳性外部质控品。检测符合预期定性结果,表明检测系统受控,检测有效。

（七）建立试验原始记录制度

每批次试验时应建立原始记录,记录试验的全部过程。按照试验要求,设计操作的原始记录表,包括空白对照、内部阳性和阴性对照、外部对照及待检样本的结果。同时注明试剂盒厂家、测定方法、批号、效期、操作人员和复核人员姓名及检测日期。

（八）结果的临床报告与解释

结果的临床报告一定要注明所采用的具体方法,如非梅毒螺旋体血清学试验应在报告单上明确标注 RPR 或 TRUST 方法;梅毒螺旋体血清学试验应在报告单上明确标注 CLIA、ELISA 或 TPPA 等方法。利用患者的临床资料,检验结果的连续变化和各项试验结果的相关性进行综合分析结果。发现不符合者,应重复测定。如梅毒血清学检测结果及解释(表14-3)。

表 14-3 梅毒血清学检测结果及解释

方法	结果	解释
RPR/TRUST	阳性	有梅毒感染的可能性,假阳性反应性常见于感染性疾病、自身免疫病和慢性肝病等。可采用梅毒螺旋体血清学试验复检确证为梅毒
	阴性	不能排除一期早期和三期梅毒。可采用梅毒螺旋体血清学试验方法排除
CLIA/ELISA	阳性	有梅毒感染的可能性,可为各期梅毒,结合非梅毒螺旋体血清学试验复检确证为梅毒。假阳性反应性常见于方法的高敏感性。可采用 TPPA 或 FTA-ABS 等方法复检验证
	阴性	未检出梅毒抗体。患者未感染梅毒。不能排除极早期感染
TPPA/FTA-ABS	阳性	梅毒特异性抗体阳性,假阳性的可能性较小,结合非梅毒螺旋体血清学试验复检确证为梅毒
	阴性	未检出梅毒特异性抗体。患者未感染梅毒。不能排除极早期梅毒

（九）阳性标本的保存与记录

测定后的阳性样本经密闭后保存于 –20℃以下的冰箱。记录包括阳性标本的类型、检测结果、储存量、储存温度、储存位置、储存时间及保管人姓名。

（十）实验文件存档

实验原始记录表、打印数据、免疫印迹试验的膜条或照片、检测记录表、标本登记、标本保存记录及仪器设备维修和校准记录等都应妥善存档保存 5 年或以上。最好使用计算机保存各种文件和记录并定期进行数据备份。

二、室间质量评价

室间质量评价简称室间质评（external quality control，EQC）是临床实验室质量管理体系中重要的组成部分，是由多家实验室测定同一个样品并由外部独立机构收集和反馈各参与实验室上报的测定结果，来评价实验室检测水平的过程。室间质量评价也被称作能力验证，根据 CNAS GL032:2018《能力验证的选择核查与利用指南》的定义，能力验证是利用实验室间比对，按照预先制定的准则评价参加者的能力。参加能力验证是实验室质量保证的重要手段，有助于实验室评价和证明其测量数据可靠性，发现自身存在的问题，改进实验室的技术能力和管理水平。开展性病检测的实验室应参加国家与省级专业机构组织的实验室能力验证。

（一）室间质评的目的和意义

室间质评的目的是为确定实验室能力而进行的活动，是指按照预先规定的条件，由两个或多个实验室对相同或类似被测物品进行检测的组织、实施和评价。

室间质评的意义是利用质量控制的手段帮助参与实验室提高质量、改进工作、减少差错、避免可能出现的医疗纠纷和法律诉讼，建立各实验室间检测结果的可比性。

1. 发现实验室间的差异，评价实验室的检测能力　通过室间质评帮助实验室管理人员和技术人员发现该实验室与其他实验室检测水平的差异，可客观地反映出该实验室的检测能力。

2. 发现问题并采取相应的改进措施　室间质评结果的比较是每个参与实验室检测项目终末质量的综合比较，可帮助实验室确定自己在参与实验室中检测水平的高低，如果本实验室检测结果与靶值或公认值有明显差异，则需认真分析整个实验过程，找出存在的问题并采取相应的改进措施。常见的室间质评失败的几个主要原因有：检测仪器未经校准或缺少维护，未做室内质控或室内质控失控，试剂质量不稳定，实验人员的能力不能满足实验需求，上报的检测结果计算或抄写错误，室间质评样本处理不当，室间质评样本本身存在质量问题。

3. 改进分析能力和实验方法　如果实验室拟改变实验方法或选购新的仪器时，可通过室间质评资料综合分析，找到更准确、更可靠、更稳定或者说更适合于本实验室特殊要求的实验方法或仪器。选择新的检测系统时，应考虑选择多数实验室用的检测系统，比较不同系统的靶值，比较不同系统的变异系数，调查了解不同实验室检测系统的区别和性能特征。

4. 实验室质量的客观证据　室间质评结果可作为实验室质量稳定与否的客观证据。新的《医疗事故处理条例》在 2002 年 9 月 1 日正式实施后，实验室更加需要参加室间质评证明自己，并以获得满意的质评结果来证明实验室检测系统的准确性和可靠性。

（二）室间质评的程序和运作

1. 室间质评工作流程　我国室间质评工作流程由两部分组成，即室间质评组织者内部的工作流程和参评实验室的工作流程（图 14-1）。

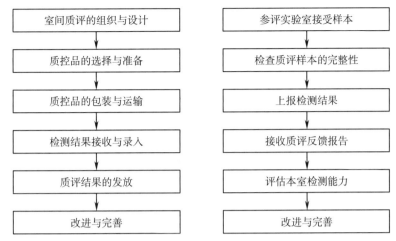

图 14-1　室间质评工作流程图

注:左侧为室间质评组织工作流程图,右侧为室间质评参评工作流程图

2. 室间质控组织机构　我国各级卫生行政部门建立或指定的各级临床检验中心、各级疾病预防控制中心或皮肤性病防治中心等性传播疾病防治机构开展辖区内的性病实验室室间质评组织工作。

3. 室间质评的考核内容　应兼顾各种性传播疾病、样品和检测方法,每次质评标本至少 5 份样本。

4. 室间质评的考核频度　每年组织 1~2 次室间质评活动。

5. 室间质评样品来源及构成　可由上级参比实验室提供,或购置商用或自制质控品。每次活动样品靶值构成包括高滴度阳性、临界阳性 / 阴性以及阴性的样品。

6. 参评实验室测定质控样本　参评实验室接收到样本后,首先检查检测样本的数量与质量,如有问题,及时与质评实验室联系更换。

参评实验室应在规定时间内,由检测工作人员按照实验室的常规检测方法进行测试(盲测)。测试完毕,实验室主任和样本检测人员在室间质评回报表上签字,在截止日期之前按室间质评组织机构的要求(如经网络系统或者邮寄、传真)对数据进行结果上报。

7. 室间质评成绩的评价方式

(1)靶值:以多家参比实验室评估的结果作为靶值,或以参评实验室回报结果的均值作为靶值。

(2)评分:每份样本检测结果与预期结果一致,判断为满分,不一致为零分。

1)血清学:梅毒非特异性抗体包含定性检测和半定量检测两个部分。定性检测不可与靶值相反。半定量检测与靶值上下一个滴度范围为正确结果。梅毒特异性抗体定性检测不可与靶值相反。

2)病原体:梅毒螺旋体涂片、分泌物涂片革兰氏染色,应报告相应的检验结果。各类病原体培养 / 核酸检测:报告鉴定菌种。

8. 室间质评结果汇总、上报及公布　由室间质评组织者进行数据分析,根据所有参加者的汇总结果进行评分,评分公式如式 14-1。考评单位将考评得分及扣分原因发至各参评实验室,以适当的方式在适当范围内公开发布考评结果。

$$实验室室间质评得分 = \frac{该项目检测结果可接受样品数}{该项目总的检测样品数} \times 100\% \qquad （式 14-1）$$

9. 室间质评的成绩要求

（1）每次活动每一分析项目高于 80% 为可接受成绩,则称为本次活动该分析项目室间质评成绩满意。

（2）每次室间质评所有评价项目低于 80% 为不可接受成绩,称为室间质评成绩不满意。

（3）未参加室间质评活动定为不满意,室间质评成绩得分为 0。

（4）在规定的回报时间内,参评实验室未能将室间质评的结果回报给室间质评组织者,将定为不满意,室间质评成绩得分为 0。

（5）对于室间质评成绩不满意的实验室,必须进行适当的培训及采取纠正措施,并有记录。也可申请上级实验室进行现场指导。

（6）对同一分析项目,连续 2 次活动或连续 3 次中的 2 次活动未能达到满意的成绩则称为该项目室间质评不成功。

（7）有问题的实验室应该认真查找原因,及时纠正。经上一级质评部门允许,被评价实验室可以进行 1~2 次复检,复检结果按时报送上一级质量评价部门。

（8）必要时由上一级评价部门派专家不定期进行现场检查。

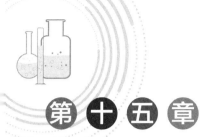

第十五章

性病检测实验室生物安全

一、概述

在实验室研究传染病病原体的同时,生物安全事故也时有发生,甚至导致实验室人员的感染或死亡,因此,实验室生物安全需引起高度重视。实验室生物安全是指对所在实验室的风险因子进行评估并制定相应的预防措施,避免危险生物因子造成相关人员暴露和伤害,避免向实验室外扩散并对环境造成危害,同时也保障测试样本不受污染。国内外多个生物安全相关的标准和指南可作为生物安全管理的主要参考依据,包括 WHO 发布的《实验室生物安全手册》(*Laboratory Biosafety Manual*),美国疾控中心(CDC)和美国国立卫生研究院(National Institutes of Health,NIH)联合发布的《微生物和生物医学实验室生物安全手册》(*Biosafety in the Microbiological and Biomedical Laboratories Manual*),及其他国家如加拿大等出台了类似的实验室生物安全指南。《微生物和生物医学实验室生物安全手册》提出了病原微生物危害分级和实验室生物安全防护等级(biosafety level,BSL)的概念,根据微生物实验室操作、实验室设备和安全装备的组合,形成 1~4 级的 BSL。

我国最早的实验室生物安全技术规范是 2002 年颁布的卫生行业标准 WS 233—2002《微生物和生物医学实验室生物安全通用准则》,2017 年更新为 WS 233—2017《病原微生物实验室生物安全通用准则》。我国实验室生物安全的权威法规是 2004 年由国务院总理签发的中华人民共和国国务院令(第 424 号)《病原微生物实验室生物安全管理条例》。我国第一部关于实验室生物安全的国家标准是 2004 年国家质检总局和标委会颁布的 GB 19489—2004《实验室生物安全通用要求》,2008 年进行了修订(GB 19489—2008)。这 3 个法规及标准是我国微生物实验室管理法制化的权威参考依据,除此之外还有 13 个与实验室生物安全相关的法律法规和技术标准。

性病检测实验室主要开展性病病原体相关的检测,在检测前应对性病病原体进行生物安全风险因子的危害评估,以确定相应级别的生物安全防护和对应防护等级的生物安全实验室。

二、主要性病病原体的生物安全风险评估

根据病原微生物的传染性、感染后对个体或者群体的危害程度,以及《病原微生物实验室生物安全管理条例》和《人间传染的病原微生物名录》分类原则,主要性病病原体包括病毒、细菌、衣原体和真菌,都属于第三类病原微生物(附表 1),其相关检测应在二级生物安全水平(BSL-2)实验室中进行操作(HIV 病毒培养和动物感染实验需要 BSL-3 级实验室)。

性病检测实验室在开展检测前,需要对性病病原体的生物危害因子进行具体的生物安全风险评估,其评估要素包括 7 个方面:①性病病原体的生物学特性;②在环境中的稳定性;

③对理化因子的敏感性;④自然宿主和易感人群(适宜宿主);⑤感染途径;⑥致病性及其后果;⑦诊断、治疗与预防。以下为3种主要性病病原体的风险评估:

(一)梅毒螺旋体

1. 病原微生物的生物学特性　梅毒螺旋体菌体长 6~20μm,宽 0.1~0.2μm,含有 6~12 个致密而规则的螺旋。梅毒螺旋体在人工培养基上很难生长。

2. 在环境中的稳定性　梅毒螺旋体可在人体内长久生存和繁殖,但在体外不易存活。干燥条件下 1~2 小时即死亡,不耐温热,41℃下仅可存活 2 小时,100℃立即死亡,但耐寒力强,0℃冰箱可存活 48 小时,如将梅毒病损标本放置于冰箱内,经 1 周仍可致病。在低温(−196~−78℃)下可保存数年并保持其形态、活力及毒性。

3. 对理化因子的敏感性　干燥、阳光、肥皂水和一般消毒剂如汞剂、苯酚、乙醇等很容易将梅毒螺旋体杀死。

4. 自然宿主和易感人群(适宜宿主)　在自然条件下,梅毒螺旋体仅感染人类,故人类是梅毒唯一的传染源。梅毒螺旋体在人工培养基上不易生长。可通过接种在兔睾丸或眼前房内繁殖,并能保持毒力。

5. 感染途径　梅毒可通过性接触传播、垂直传播、血源传染,少数患者可因和梅毒患者皮肤黏膜发生非性接触的直接接触而受到传染,极少数患者可因接触带有梅毒螺旋体的内衣、被褥、毛巾、剃刀、餐具、医疗器械而间接传染。

6. 致病性及其后果　梅毒感染人体可引起系统性、慢性疾病,可引起人体多系统多器官的损害,产生多种临床表现,导致组织破坏、功能失常,甚至危及生命。

7. 诊断、治疗与预防　参考卫生行业标准 WS 273—2018《梅毒诊断》以及梅毒实验室检测及规范化治疗指南,二级生物安全防护。

(二)淋病奈瑟菌

1. 病原微生物的生物学特性　淋病奈瑟菌是苛养菌,适于潮湿(相对湿度 80%~85%)、温暖(35.5~36.5℃)、中性偏碱(pH7.2~7.6)、含 5%~10%CO_2 的条件下生长。

2. 在环境中的稳定性　淋病奈瑟菌最怕干燥,在完全干燥环境下只能存活 1~2 小时,对温度变化敏感,超过 38℃或低于 30℃则不能生长,在培养基上室温放置 1~2 天即可死亡。如在不完全干燥的衣裤、被褥、毛巾、玩具上则可存活 18~24 小时。

3. 对理化因子的敏感性　一般消毒剂容易将淋病奈瑟菌杀灭,在 1∶4 000 硝酸银溶液中 7 分钟死亡,1% 苯酚溶液中 3 分钟内死亡。

4. 自然宿主和易感人群(适宜宿主)　人类是淋病奈瑟菌的唯一天然宿主和传染源。

5. 感染途径　淋病奈瑟菌主要通过性接触感染,还可通过非性接触传播,如通过接触患者分泌物污染的用品(衣裤、床上用品、毛巾、浴盆、马桶等)间接感染;孕妇淋病患者发生羊膜破裂时,可继发羊膜腔内及胎儿感染;新生儿经过患淋病的母体产道时常可引起淋菌性眼炎;另外尚可通过医护人员的手和器具引起医源性感染。

6. 致病性及其后果　最初多侵犯尿道、宫颈内膜,继而可波及前列腺、精囊、附睾、子宫内膜及输卵管。有时肛门、直肠、咽黏膜、眼结膜也可受累。可经血行播散引起菌血症、关节炎、心内膜炎及脑膜炎,亦可引起死亡或不育、不孕、失明及尿道狭窄等后果。

7. 诊断、治疗与预防　参考中华人民共和国卫生行业标准《淋病诊断》(WS 268—2019)及淋病临床规范化治疗指南,二级生物安全防护。

（三）沙眼衣原体

1. 病原微生物的生物学特性　沙眼衣原体属于原核细胞型微生物,严格寄生在细胞内。

2. 在环境中的稳定性　沙眼衣原体耐冷不耐热,60℃仅能存活5~10分钟,−70℃可存活10年以上,冷冻干燥可保存30年以上。

3. 对理化因子的敏感性　沙眼衣原体对常用消毒剂敏感,0.1%甲醛溶液24小时,2%氢氧化钠或1%盐酸2~3分钟,75%乙醇溶液1分钟均可将其杀死。对紫外线敏感,紫外照射可迅速灭活。

4. 自然宿主和易感人群（适宜宿主）　人类是衣原体的自然宿主之一,猴和猩猩的眼及泌尿系统也可感染衣原体。

5. 感染途径　性接触感染是沙眼衣原体感染的最主要传播途径,也可通过间接接触传播,比如"眼—手—眼"的传播。当接触了沙眼衣原体感染者用过的毛巾、衣物、浴器、便具等也会感染。母婴沙眼衣原体感染可以通过产道接触感染、宫内感染及产褥期感染,其中产道接触感染比较多见。

6. 致病性及其后果　可以引起沙眼、包涵体结膜炎和婴幼儿肺炎,还能引起泌尿生殖道感染、性病性淋巴肉芽肿等疾病。

7. 诊断、治疗与预防参考《生殖道沙眼衣原体感染诊断》（WS/T 513—2016）。

三、性病检测实验室的生物安全防护

性病检测实验室的生物安全防护就是通过设施、安全防护设备、个人防护装备、适当的操作技术规程,以及相应的生物安全管理措施的综合应用,来保护实验室工作人员、实验室内外环境的生物安全。

性病检测实验室所对应的BSL-2生物安全水平的防护三要素包括:

（一）实验室设施和安全设备

《实验室生物安全通用要求》中对BSL-2实验室在通风、采光、门窗、墙壁、天花板、地面、台柜、设备摆放、电力供应、紧急照明、生物安全柜、灭菌设备、洗手池、挂衣装置、座椅、洗眼装置、喷淋装置、应急器材、通信设备等方面进行了详细规定,具体可参考通用要求。

（二）个体防护装备和措施

性病实验室个体防护装备属于一级防护屏障,以防止人员受到感染性材料的暴露,主要包括全身防护、眼睛防护、手防护、足部防护。

1. 全身防护　通过具有适当防护水平的防护服完成,如实验服、隔离衣等。工作人员在实验室中应该一直穿上合适的防护服。清洁的防护服应放置在专用存放处,污染的防护服应放置在有标志的防漏消毒袋中,防护服每隔适当的时间应更换以确保清洁。防护服被污染后应立即更换,禁止在实验室中穿短袖衬衫、短裤或裙装,所有身体防护装置,均不得穿出实验室区域。

2. 眼部防护　根据所进行的实验操作来选择护目镜、安全眼镜或面罩,以避免感染物飞溅对眼睛和面部造成的伤害。比如淋球菌操作实验时,细菌培养物飞溅可能造成眼部感染,操作时必须佩戴护目镜。实验室佩戴隐形眼镜时也必须佩戴护目镜,不可用隐形眼镜代替护目镜。护目镜形状与脸型一定要匹配,护目镜、安全眼镜或面罩均不得带出实验室区域。

3. 手部防护　为了避免实验操作时手部污染以及锐器伤害,应使用一次性乳胶、乙烯树脂或聚腈类材料的手术手套。在处理完感染性物质、生物安全柜工作结束后以及离开实验室之前,均应该摘除手套并彻底洗手,用过的一次性手套与实验室感染性废弃物一起丢弃,不得带离实验室区域。若有工作人员对戴乳胶手套过敏,应配备替代乳胶手套的其他类型手套。

4. 足部防护　为了避免危险因子对足部的污染伤害,穿合适的鞋和鞋套,可以有效防止足部受到血液和其他潜在感染性物质喷溅造成的污染以及化学品的腐蚀。在生物安全实验室,要坚持穿鞋套,禁止在生物安全实验室中穿凉鞋、拖鞋、露趾鞋和机织物鞋面的鞋。推荐使用皮质或合成材料的不渗液体的鞋,以及防水、防滑的一次性或橡胶靴子。实验室鞋套等不得穿出实验室区域。

(三)严格的管理制度和标准化的操作程序

性病检测实验生物安全管理不仅需要有效的设施和安全设备提供硬件保障,还需要有严格的管理制度和组织管理体系,包括规章制度、管理规范、程序文件、标准操作程序和记录等文件,从而对性病检测实验室日常管理和突发事件应对提供参考依据。规章制度可以包括废弃物处理制度、人员培训制度、实验室准入制度、安全计划审核制度、安全检查制度、事件事故伤害和职业病报告制度、危险标识制度、记录制度等。日常管理可以制定并依据实验室生物安全手册,对实验室内务行为、饮食区域、人员免疫,吸收、接触生物样本的安全工作行为以及气溶胶的处理等进行规范要求。同时对实验室突发危险事件进行应对规定,包括刺伤、感染性物质食入、感染性气溶胶的释放、容器破碎及感染性物质溢出、离心管破碎、火灾及自然灾害等,实验室要配备相应的急救装备处置方案和紧急求助联系方式。

四、废弃物处理原则

性病检测实验室可根据《医疗废物管理条例》(中华人民共和国国务院令第380号),制定适合于所检测材料以及自身实验室条件的废弃物处理方法。性病检测产生的废弃物主要是感染性废物,在常温下存放不得超过48小时,主要处置方法为高温灭菌法。在操作、收集、运输和处置废物时要将危险和对环境的有害作用减至最小。具体操作细则可参考《医疗卫生机构医疗废物管理办法》。

五、职业暴露的处理

性病实验室检测人员在检测过程中可能存在职业暴露的风险,而性传播疾病现在还没有有效的疫苗进行预防,所以暴露后及时处置可以有效降低感染的概率。艾滋病病毒职业暴露防护及暴露后的局部紧急处理、感染危险性评估可按照《医务人员艾滋病病毒职业暴露防护工作指导原则(试行)》(卫医发〔2004〕108号)有关规定执行。预防性治疗可按照国家免费艾滋病抗病毒药物治疗的有关规定执行。梅毒职业暴露后,可以立即由近心端向远心端挤出损伤处血,用肥皂和水冲洗,然后用碘酒消毒按压5分钟,严禁吮吸伤口;黏膜用生理盐水反复冲洗干净。详细记录职业暴露时间、地点、污染物、伤口部位及深浅、有无出血等信息并上报。伤口处理之后要进行预防性治疗,可分为二侧臀部肌注苄星青霉素 2.4×10^6U/次,每周1次,共2次。暴露后3个月进行梅毒抗体检测,确定是否感染。淋病职业暴露后用生理盐水反复冲洗去除污染物,预防性治疗可肌注头孢曲松1g或大观霉素2g。生殖道沙眼衣原体职业暴露后处置同淋病暴露,预防性治疗可口服阿奇霉素第一天1g,第二、三天各0.5g,或口服多西环素100mg/次,每天2次共7~10天。

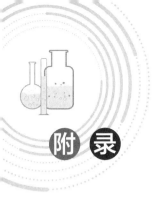

附 录

附录一　常用试剂的配制方法

第一章　梅毒

（一）VDRL 缓冲液

pH6.0 ± 0.1

福尔马林（中性）	0.5ml
Na_2HPO_4	0.037g
KH_2PO_4	0.17g
NaCl	10g
蒸馏水定容至	1 000ml

（二）VDRL 抗原配制

1. 吸取 0.3mlVDRL 缓冲液置于 30ml 小瓶；

2. 吸取 0.3mlVDRL 抗原迅速滴入小瓶内 VDRL 缓冲液中（约 4 秒），随后摇动 10 秒，使之混匀；

3. 立即加 2.4mlVDRL 缓冲液，盖上瓶盖，快速振摇小瓶 10 秒约 30 次，即为 VDRL 抗原，此抗原仅可用 1 天。

（三）Fontana-Tribondean 镀银染色

1. 罗吉氏固定液

冰醋酸	1ml
甲醛溶液	2ml
蒸馏水定容至	100ml

2. 鞣酸媒染剂

鞣酸	5g
苯酚	1g
蒸馏水定容至	100ml

3. Fontana 银溶液

硝酸银	5g
蒸馏水定容至	100ml

临用前，取硝酸银溶液 20.0ml，逐渐滴入 10% 氨溶液使之形成棕红色沉淀经摇匀后恰能重新完全溶解为止。此时，溶液清亮，再加入硝酸银溶液数滴，至溶液摇匀后仍显轻度混浊为止。此液应在临用前配制，不可预制。

第二章　淋病

1. Modified Thayer-Martin（MTM）培养基

（1）成分

1）GC 基础培养基粉：36g/1 000ml。

2）VCNT 抑菌剂：每 1 000ml 添加 2 瓶（每瓶含万古霉素 1.5mg，多黏菌素 3.75mg，制霉菌素 6 250U，三甲氧苄氨嘧啶 2.5mg）

3）增菌剂：每 1 000ml 添加 2 瓶。

4）血红蛋白粉（用新鲜脱纤维羊血替代可不加增菌剂）

（2）配制

1）制备双倍浓度的基础培养基：将 GC 基础粉 36g 溶于 488ml 蒸馏水中（用 1 000ml 烧瓶），充分混匀，加热搅拌直至煮沸 1 分钟，使其完全溶解。

2）将 20g 血红蛋白粉加少许蒸馏水研成糊状，再逐步加入蒸馏水至 488ml 制成溶液。

3）将上述两液分别在 121℃下高压灭菌 15 分钟后，冷却到 50℃左右备用。

4）VCNT 抑菌剂：每安瓿抑菌剂在无菌条件下加入蒸馏水 2ml，摇动，使充分溶解。

5）Iso-Vitalex 增菌液：每安瓿增菌液加入所附的稀释液 10ml，使溶解。

6）无菌条件下将 GC 基础培养基 488ml、血红蛋白溶液 488ml、抑菌剂 4ml 和增菌液 20ml 混合（pH7.2），倾注平皿凝固后置 4℃存储备用。

7）新鲜脱纤维羊血替代血红蛋白粉法：新鲜脱纤维羊血放置于 37℃预温，将 GC 基础粉 36g 溶于 876ml 蒸馏水，121℃高压灭菌 15 分钟后，冷却到 50℃左右，加入抑菌剂和增菌液各 2 瓶，再加入 100ml 羊血，混匀，倾注平皿凝固后置 4℃存储备用。此方法配制方便，营养丰富更适合淋球菌生长。

2. 氧化酶试剂（盐酸四甲基对苯二胺或盐酸二甲基对苯二胺）

（1）贮存液

盐酸四甲基对苯二胺	1g
95% 乙醇	100ml

混匀后避光、4℃存储备用。

（2）工作液

贮存液	lml
蒸馏水	2ml

每天配制新鲜的工作液（无色或很淡的紫色），此液在空气中缓慢氧化呈现紫色。

3. 糖发酵培养基

（1）缓冲平衡盐指示溶液（BSS，1 000ml 配方）

K_2HPO_4	0.4g
KH_2PO_4	0.1g
KCl	8g
酚红	0.6g
pH 调至	7.1~7.2

高压灭菌后置 4℃存储备用。

（2）配制：葡萄糖、麦芽糖、蔗糖、乳糖配置成 20% 水溶液，各种糖用不同的颜色作上标记，过滤灭菌后取 0.05ml 分装于 0.6ml 的微量离心管中，4℃或者更低温度保存储备用。

4. 淋球菌的保存方法 淋球菌不能在培养基上长期存活，每隔 48 小时必须转种。如果需要长期保存，可以有以下几种方法：

（1）1~3 个月的保存方法：将纯培养的新鲜淋球菌接种于装有 0.5ml 含 15%~20% 甘油的无菌营养肉汤的小管中，振荡混匀菌液，然后冻于 −20℃，此法保存上限时间为 3 个月，超过 3 个月淋球菌将失去活力。

（2）长期保存方法

1）将纯培养的新鲜淋球菌接种于装有 0.5ml 含 15%~20% 甘油的无菌营养肉汤或脱脂牛奶的小管中，用移液器反复吹打混匀菌液，然后立即冻于 −70℃或存于液氮中。

2）将纯培养的新鲜淋球菌接种于装有 0.5ml 含 15%~20% 甘油的无菌营养肉汤或脱脂牛奶的小管中，冷冻干燥。

第三章　生殖道沙眼衣原体感染

（一）胰酶 -EDTA 液

1. 无 Ca^{2+}、Mg^{2+} 磷酸盐缓冲液（PBS）

NaCl	8g
KCl	0.2g
Na_2HPO_4	1.15g
KH_2PO_4	0.2g
蒸馏水定容至	1 000ml

混合均匀后，121℃高压灭菌 20 分钟。

2. 胰酶 -EDTA 液

胰蛋白酶	0.1g
EDTA·4Na	0.04g
PBS（无 Ca^{2+}、Mg^{2+}）	200ml
0.5% 酚红	0.2ml

混合均匀后，滤膜过滤除菌后，分装小试管，于 −20℃保存备用。

（二）标本运输培养基

蔗糖 - 磷酸盐标本运送培养基（2PS）

K_2HPO_4	2.1g
KH_2PO_4	1.1g
蔗糖	68.5g
蒸馏水定容至	1 000ml
pH 调至	7.2

22μm 滤膜过滤除菌，储存于 −20℃，保存数月。

无菌操作，混合后 4℃保存 2 周，−20℃保存数月。

上述液体	90ml
胎牛血清	10ml

庆大霉素	10mg
万古霉素	10mg
两性霉素 B	0.5mg

（三）衣原体生长培养基

Eagle's MEM（含 1.5g/L NaHCO$_3$，无谷氨酰胺）	14.49g
胎牛血清	100ml
谷氨酰胺（100×）	10ml
HEPES（1M）	20ml
庆大霉素	10mg
万古霉素	25mg
制霉菌素	25µg
7.5% 碳酸钠调整至	pH7.4
双蒸馏水定容至	1 000ml

（四）衣原体分离培养基

取衣原体生长培养基 1 000ml，加入葡萄糖 0.59mg/ml，放线菌酮 2.0mg。

（五）碘染色液

姬姆萨粉	0.5g
甲醇	33ml
甘油	33ml

碘化钾 15g 溶解于 50ml95% 乙醇中，加入 5g 再升华碘，待其溶解，加蒸馏水 50ml。过滤至棕色瓶。

（六）姬姆萨染色液

姬姆萨染液（储存液）：将姬姆萨粉溶解于甘油中，55~60℃加热 90 分钟，使燃料充分溶解，再加入甲醇，棕色瓶保存备用。

使用时将储存液用蒸馏水以 1：23 比例配制成工作液。

第四章　生殖器疱疹

1. 细胞生长培养基（1 000ml）

Eagle 基础培养基（EBM）	900ml
胎牛血清	100ml
HEPES	20mmol
庆大霉素	50mg
两性霉素 B	5mg

2. 细胞维持培养基与细胞生长培养基基本相似，但仅含 2% 胎牛血清。

第九章　软下疳

1. 炭琼脂培养基的制备

（1）培养基成分（国外有成品出售）

血红蛋白	10g

Columbia 琼脂	40g
活性炭	2g
增菌剂	10ml
万古霉素（溶于无菌蒸馏水）	5ml（6.4mg/10ml）
无菌胎牛血清	50ml
蒸馏水定容至	1 000ml

（2）配制方法

将血红蛋白粉溶解于400ml的蒸馏水中（此液为A液），放置冰箱中过夜或研磨，使用前121℃高压灭菌15分钟；

取Columbia琼脂、活性炭，溶解于600ml的蒸馏水中（此液为B液），混匀，使用前121℃高压灭菌15分钟；

将（A）液加至（B）液混匀，冷却至50℃左右，以无菌操作加入无菌的胎牛血清混匀，分装于直径为65mm灭菌平皿13ml。

胎牛血清和万古霉素均采用0.25~0.45μm滤膜过滤除菌。

2. H-ducreyi 运送培养基（BM-SGA）

（1）MB 成分

Na_2HPO_4	10g
$Mg(NO_3)_2$	0.1g
KH_2PO_4	2g
NaCl	5g
$CaCl_2$	0.1g
血红素	0.2g
巯基乙酰钠	1g
Bacto 琼脂	5g
蒸馏水	990ml

（2）SGA 成分

SeO_2	0.003mg
万古霉素	3mg
L- 谷酰胺	3mg
白蛋白 V 成分	2g
蒸馏水	10ml

（3）配制方法：BM成分于121℃灭菌15分钟；冷却至50℃待用。SGA成分采用0.45μm滤膜过滤除菌，无菌操作加入到BM溶液中混匀，分装于带螺旋盖的无菌管内，每管6ml，放置于4℃可用30天。

3. 盐酸 δ- 氨基 -γ- 酮戊酸试剂

盐酸 δ- 氨基 -γ- 酮戊酸	2mM（0.34g/L）
$MgSO_4 \cdot 7H2O$	0.8mM（0.2g/L）

4. 0.1M pH6.9 磷酸盐缓冲液

Na_2HPO_4	9.37g

KH_2PO_4	4.64g
蒸馏水	1 000ml

5. 厌氧菌硝酸盐培养基

硝酸钾	2g
细菌学蛋白胨	5g
蒸馏水	1 000ml

第十章　阴道滴虫病

(一) 滴虫培养基

1. 改良的 Feinber 滴虫培养基(1 000ml)

消化肝粉	25g
葡萄糖	5g
NaCl	6.5g
琼脂	1g

高压后冷却至 50℃,加入 8% 马血清,每毫升培养基再加入青霉素 1 000U 和链霉素 500g。

2. Diamonds 培养基(1 000ml)

胰蛋白胨	20g
酵母抽提物	10g
麦芽糖	5g
L- 盐酸半胱胺	1g
L- 抗坏血酸	0.2g
蒸馏水	900ml

上述培养基经 121℃ 高压灭菌 15 分钟,冷却至室温,无菌条件下加入马血清(经 60℃ 水浴 30 分钟灭活)100ml,青霉素溶液 4ml(浓度为 600mg/4ml),链霉素溶液 3ml(浓度为 1g/3ml),调 pH 值至 6.2。无菌分装于带螺旋帽的小试管内,每管 5ml。放置冰箱备用。

3. 血清简易培养基(100ml)

氯化钠	0.5g
葡萄糖	0.5g
蒸馏水	100ml

上述培养基经 121℃ 高压灭菌 15 分钟,冷却至室温。无菌条件下加入灭活的无菌的人血清 10ml,同时加入青霉素 1 000IU、链霉素 5g,然后分装于无菌的小试管内,每管 2ml。放置冰箱备用。

(二) 滴虫染色法

1. 吖叮橙染色液

(1) 试剂配制

1) 1/15mol PBS 缓冲液(A 液):$Na_2HPO_4 \cdot 2H_2O$ 0.867g,KH_2PO_4 0.245g,蒸馏水 100ml,调 pH 值至 7.2。

2) 吖啶橙原液(B 液):吖啶橙染料 0.1g,PBS 缓冲液(pH7.2)100ml,$Na_2HPO_4 \cdot 2H_2O$ 3.76g,

KH_2PO_4 2.1g,蒸馏水 1 000ml,将该液保存于冰箱中备用。

3）1/10 000 吖啶橙染液（C 液）:吖啶橙原液 1ml,加 PBS 缓冲液 10ml。

（2）染色方法:将取材后拭子放入有灭菌盐水的小试管内,离心后弃盐水,加入 C 液 0.5~1ml,振荡后置 37℃培养箱中染色 2 小时。用 PBS 缓冲液洗涤 1~2 次后将沉淀物吸 1 滴于载物片上,盖上盖玻片,荧光显微镜下观察,可见虫体发橙红至橙黄色荧光。

2. Paschen（巴氏）染色液

（1）试剂配制

1）A 液:碱性品红 0.3g,95% 乙醇 100ml。

2）B 液:苯酚 5g,蒸馏水 95ml。

取 A 液 1 份 B 液 9 份混合成染液供使用。

3）C 液（即吕氏鞣酸媒染液）:20% 鞣酸水溶液 100ml,硫酸亚铁饱和溶液 50ml。混合后静置数日即可使用,用前必须先用滤纸过滤。

（2）染色方法:涂片固定后,放三角钢板一头,滴加吕氏鞣酸媒染液,另一头用酒精灯微火加热,产生蒸气后继续加热 5~10 分钟,水洗后再加染液,继续加热,产生蒸气后再加热 5~10 分钟,水洗,晾干镜检。阴道毛滴虫的虫体呈红色。

3. Leishman 染色液

（1）试剂配制

1）A 液:LeisHman 粉 0.15g,甲醇 1ml。

2）B 液:0.1mmol/L PBS 缓冲液（pH7.0）。

$Na_2HPO_4·2H_2O$ 3.76g,KH_2PO_4 2.10g,蒸馏水 1 000ml。

取 1 份染液加 2 份 PBS 缓冲液稀释,稀释后的染液应立即使用,过夜应重新配制。

（2）染色方法:固定后的涂片,室温染色 1~2 分钟,水洗,晾干后镜检。

第十一章　生殖道念珠菌病

1. 沙堡琼脂培养基（葡萄糖蛋白胨琼脂）

葡萄糖	20g
蛋白胨	10g
琼脂	20g
氯霉素	125mg
蒸馏水定容至	1 000ml

将上述成分加热使琼脂溶化,115℃高压灭菌 15 分钟后,摇匀,每管分装 3~5ml 制成斜面,放于 4℃冰箱保存备用。

2. 玉米吐温 -80 琼脂培养基（葡萄糖蛋白胨琼脂）

玉米粉	4g
吐温 -80	1ml
琼脂	1g
蒸馏水定容至	1 000ml

将玉米粉与水混合后,放置 65℃水浴锅内热浸 1 小时后,用粗滤纸过滤,滤液中加入琼脂和吐温 -80,补足液体量,加热使琼脂溶化混匀后分装,每管 2~3ml,115℃高压灭菌 15 分

钟后,放于4℃冰箱保存备用。

3. 无糖发酵液

肉浸膏	2g
蛋白胨	10g
氯化钠	5g
1.6% 溴甲酚紫	1ml
蒸馏水定容至	1 000ml

将前3种成分溶于蒸馏水中,校正pH值至7.2,再加入1.6%溴甲酚紫1ml,混匀,分装每管4ml,每管放入杜波玻璃导管一枚(管口向下),115℃高压灭菌15分钟,冷却后置4℃冰箱保存备用。

4. 无碳源基础培养基

硫酸铵	5g
KH_2PO_4	1g
$MgSO_4·7H_2O$	0.2g
酵母浸膏	0.2g
琼脂	20g
蒸馏水定容至	1 000ml

将上述成分溶解后混匀后保存备用。

附录二 性传播病原体分类名录

序号	病原体名称		危害程度分类	实验活动所需生物安全实验室级别			
	英文名	中文名		病毒培养或大量活菌操作	动物感染实验	未经培养的感染材料或未知样本的检测	非感染性材料的操作
1	*Human immunodeficiency virus*	艾滋病病毒	第二类	BSL-3	ABSL-3	BSL-2	BSL-1
2	*Herpes simplex virus*	单纯疱疹病毒	第三类	BSL-2	ABSL-2	BSL-2	BSL-1
3	*Papillomavirus(human)*	人乳头瘤病毒	第三类	BSL-2	ABSL-2	BSL-2	BSL-1
4	*Chlamydia trachomatis*	沙眼衣原体	第三类	BSL-2	ABSL-2	BSL-2	BSL-1
5	*Gardnerella vaginalis*	阴道加特纳菌	第三类	BSL-2	ABSL-2	BSL-2	BSL-1
6	*Haemophilus ducreyi*	杜克雷嗜血杆菌	第三类	BSL-2	ABSL-2	BSL-2	BSL-1
7	*Neisseria gonorrhoeae*	淋病奈瑟菌	第三类	BSL-2	ABSL-2	BSL-2	BSL-1
8	*Treponema pallidum*	苍白(梅毒)密螺旋体	第三类	BSL-2	ABSL-2	BSL-2	BSL-1
9	*Candida albicans*	白念珠菌	第三类	BSL-2	ABSL-2	BSL-2	BSL-1

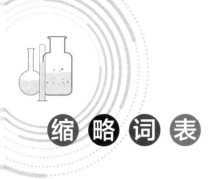

缩略词表

AIDS（acquired immunodeficiency syndrome）:获得性免疫缺陷综合征

ATCC（American Type Culture Collection）:美国菌种保藏中心

BSL（biosafety level）:实验室生物安全防护等级

BSS（balanced salt solution）:平衡盐溶液

CDC（Centers for Disease Control and Prevention）:美国疾病预防控制中心

CLIA（chemiluminescence immunoassay）:化学发光免疫试验

CLSI（Clinical and Laboratory Standards Institute）:临床和实验室标准协会

CO_2（carbon dioxide）:二氧化碳

CPE（cytopathic effect）:细胞病变

Ct（cycle threshold）:循环阈值

CT（*Chlamydia trachomatis*）:沙眼衣原体

DNA（deoxyribonucleic acid）:脱氧核糖核酸

DS（decreased susceptible）:低敏

EB（elementary body）:原体

ELISA（enzyme-linked immunosorbent assay）:酶联免疫吸附试验

FTA-ABS（fluorescent treponemal antibody-absorption）:荧光螺旋体抗体吸收试验

GC（gonococcus）:淋球菌

gG（Glycoprotein G）:糖蛋白 G

HIV（human immunodeficiency virus）:人类免疫缺陷病毒

HPV（human papillomavirus）:人乳头瘤病毒

HSV（herpes simplex virus）:单纯疱疹病毒

I（intermediate）:中介

ICT（immunochromatography test）:免疫层析试验

IFA（immunofluorescence assay）:间接免疫荧光

K-B 法（Kirby-Baure 法）:纸片扩散法

IgA/IgG/IgM（immunoglobulin A,G,M）:免疫球蛋白 A,G,M

LGV（lymphogranuloma venereum）:性病性淋巴肉芽肿

LIA（linear immunoassay）:线性免疫试验

LPS（lipopolysaccharide）:脂多糖

MALDI-TOF MS（matrix-assisted laser desorption ionization-time of flight mass spectrum）:基质辅助激光解析电
离飞行时间质谱

Mg（*Mycoplasma genitalium*）:生殖支原体

Mh（*Mycoplasma humenis*）:人型支原体

MIC（minimal inhibitory concentration）：最低抑菌浓度

MOMP（major outer membrane protein）：主要外膜蛋白

MSM（men who have sex with men）：男男性行为者

MTM（modified Thayer-Martin medium）：改良的 Thayer-Martin 培养基

NAAT（nucleic acid amplification test）：核酸扩增技术

NIH（National Institutes of Health）：美国国立卫生研究院

OD 值（optical density）：光密度值

PA（particles agglutination）：明胶颗粒凝集试验

PBS（phosphate-buffered saline solution）：磷酸缓冲液

PCR（polymerase chain reaction）：聚合酶链反应

PPNG（penicillinase producing *Neisseria gonorrhoae*）：产青霉素酶淋球菌

R（resistant）：耐药

RB（initial body）：始体

RIBA（radio immunoprecipitation test）：放射免疫沉淀试验

RPR（rapid plasma reagin）：快速血浆反应素环状卡片试验

rRNA（ribosomal ribonucleic acid）：核糖体核糖核酸

RT（rapid test）：快速检测试验

S（susceptible）：敏感

SOP（standard operating procedure）：标准操作程序

T-M（Thayer-Martin）培养基：Thayer-Martin 培养基

TMA（transcription mediated amplification）：转录介导等温扩增技术

TP（*Treponema pallidum*）：梅毒螺旋体

TPHA（*Treponema pallidum* hemagglutination assay）：梅毒螺旋体血凝试验

TPPA（*Treponema pallidum* particle agglutination）：梅毒螺旋体颗粒凝集试验

TRUST（toluidine red unheated serum test）：甲苯胺红不加热血清试验

Uu（*Ureaplasma urealyticum*）：解脲脲原体

VDRL（venereal disease research laboratory）：性病研究实验室

WHO（World Health Organization）：世界卫生组织

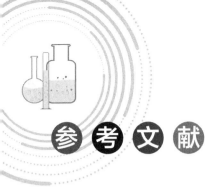

参考文献

1. 中华人民共和国卫生行业标准 WS 273—2018,梅毒诊断.

2. 中华人民共和国卫生行业标准 WS 268—2019,淋病诊断.

3. 中华人民共和国卫生行业标准 WS/T 513—2016,生殖道沙眼衣原体感染诊断.

4. 中华人民共和国卫生行业标准 WS/T 236—2017,生殖器疱疹诊断.

5. 中华人民共和国卫生行业标准 WS 235—2016,尖锐湿疣诊断.

6. 中华人民共和国卫生行业标准 WS 293—2019,艾滋病和艾滋病毒感染诊断.

7. 中华人民共和国卫生行业标准 WS/T 491—2016,梅毒非特异性抗体检测操作指南.

8. 中华人民共和国卫生行业标准 WS/T 191—2017,软下疳诊断.

9. 中华人民共和国卫生行业标准 WS/T 237—2016,性病性淋巴肉芽肿诊断.

10. 中华人民共和国卫生行业标准 WS/T 639—2018,抗菌药物敏感性试验的技术要求.

11. 中华人民共和国卫生行业标准 WS/T 640—2018,临床微生物学检验标本的采集和转运.

12. 中华人民共和国卫生行业标准 WS 567—2017,阴道毛滴虫病诊断标准.

13. 中华人民共和国国家标准 GB 19489—2008,实验室生物安全通用要求.

14. 中华人民共和国卫生部.医疗卫生机构医疗废物管理办法.2003.

15. 卫生部办公厅《关于进一步加强性病监测工作的通知》附录 5 淋球菌耐药监测实施方案.卫办疾控发〔2007〕158 号.2007.

16. 国家卫生计生委等 14 部委联合下发《遏制细菌耐药国家行动计划(2016—2020 年)》国卫医发〔2016〕43 号.

17. 加拿大公共卫生署.加拿大生物安全标准与指南.赵赤鸿,李晶,刘艳.北京:科学出版社,2017.

18. 世界卫生组织.实验室生物安全手册.第 3 版.2004.

19. 叶顺章.性传播疾病的实验室诊断.北京:科学出版社,2009.

20. 尹跃平.性病防治培训手册.实验室检测.北京:人民卫生出版社,2011.

21. 尹跃平.性传播疾病实验室诊断指南.上海:上海科学技术出版社,2007.

22. 范宪周,孟宪敏.医学与生物学实验室安全技术管理.第 2 版.北京:北京大学医学出版社,2013.

23. 国家食品药品监督管理局.体外诊断试剂注册管理办法(试行)(国食药监械〔2007〕229 号),2007.

24. 尚红,王毓三,申子瑜.全国临床检验操作规程.第 4 版.北京:人民卫生出版社,2014.

25. 王辉,马筱玲.临床微生物学手册.第 11 版.北京:中华医学电子音像出版社,2017.

26. 王千秋,刘全忠,徐金华.性传播疾病临床诊疗与防治指南.上海:上海科学技术出版社,2014.

27. 王治国,王薇,李娅等.临床检验方法确认与性能验证.北京:人民卫生出版社,2009;340-348.

28. 吴绍熙,郭宁如,廖万清.现代真菌病诊断治疗学.北京:北京医科大学中国协和医科大学联合出版社,1997.

29. 吴移谋,李忠玉,陈丽丽,等.衣原体.北京:人民卫生出版社,2012.

30. 吴移谋,叶元康.支原体学.第 2 版.北京:人民卫生出版社,2008.

31. 张学军. 皮肤性病学. 第8版. 北京:人民卫生出版社,2013.

32. 郑和平. 梅毒实验室诊断技术与质量控制. 北京:人民卫生出版社,2015.

33. 郑怀竞. 临床免疫实验室质量控制. 北京:北京医科大学北京协和医科大学联合出版社,1997.

34. 周庭银. 临床微生物学诊断与图解. 第3版. 上海:上海科学技术出版社.2012.

35. 诸欣平,苏川. 人体寄生虫学. 第9版. 北京:人民卫生出版社,2018.

36. Clinical and Laboratory Standards Institute. Method for antifungal disk diffusion susceptibility testing of yeasts, 3rd ed. Wayne,PA,CLSI Document M44,2018.

37. Clinical and Laboratory Standards Institute. Methods for the identification of cultured microorganisms using matrix-assisted laser desorption/ionization time-of-flight mass spectrometry. Wayne,PA,CLSI Document M60, 2017.

38. Clinical and Laboratory Standards Institute. Performance standards for antifungal susceptibility testing of yeasts. Wayne,PA,CLSI Document M60,2017.

39. Clinical and Laboratory Standards Institute. Performance standards for antimicrobial susceptibility testing.29th ed. Wayne,PA,CLSI document M100,2019.

40. Clinical and Laboratory Standards Institute. Methods for dilution antimicrobial susceptibility tests for bacteria that grow aerobically; Approved standard .10th ed. Wayne,PA,CLSI document M07-A10,2015.

41. International Organization for Standardization. ISO 15189:2012: specifies requirements for quality and competence in medical laboratories.2012.

42. James H. Jorgensen. Manual of clinical microbiology.11th ed. Washington,DC:ASM Press.2015.

43. Kimberly A. Workowski,Gail A. Bolan. Sexually transmitted diseases treatment guidelines,2015. MMWR Recomm Rep.2015,64(RR-03):1-137.

44. National Committee for Clinical Laboratory Standards. Clinical laboratory technical procedure manuals.2nd ed. NCCLS publication,GP2-A3,Villanova,PA,1992.

45. Tille,Patricia M. Bailey & Scott's diagnostic microbiology.14th ed. St. Louis,Missouri:Elsevier.2017.

46. World Health Organization. Guidance for HIV testing in the Western Pacific Region. WHO Draft 19 July 2008.

47. World Health Organization. Laboratory diagnosis of sexually transmitted infections,including human immunodeficiency virus.2013.

48. Jane Rowley,Stephen Vander Hoorn,ElineKorenromp et al. Chlamydia,gonorrhoea,trichomoniasis and syphilis: global prevalence and incidence estimates,2016. Bulletin of the World Health Organisation.2019, 97.10.2471/BLT.18.228486.

53检